腹部血管画像解剖アトラス

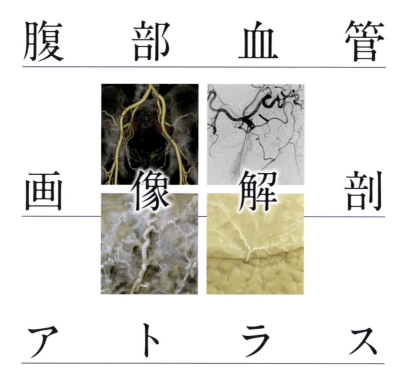

衣袋 健司
三井記念病院 放射線診断科 部長

医学書院

腹部血管画像解剖アトラス

発　行　2017年10月15日　第1版第1刷©

著　者　衣袋健司

発行者　株式会社　医学書院

　　　　代表取締役　金原　優

　　　　〒113-8719　東京都文京区本郷1-28-23

　　　　電話　03-3817-5600（社内案内）

印刷・製本　三美印刷

本書の複製権・翻訳権・上映権・譲渡権・貸与権・公衆送信権（送信可能化権を含む）は株式会社医学書院が保有します.

ISBN978-4-260-03057-1

本書を無断で複製する行為（複写,スキャン,デジタルデータ化など）は,「私的使用のための複製」など著作権法上の限られた例外を除き禁じられています.大学,病院,診療所,企業などにおいて,業務上使用する目的（診療,研究活動を含む）で上記の行為を行うことは,その使用範囲が内部的であっても,私的使用には該当せず,違法です.また私的使用に該当する場合であっても,代行業者等の第三者に依頼して上記の行為を行うことは違法となります.

[JCOPY] 〈出版者著作権管理機構　委託出版物〉

本書の無断複製は著作権法上での例外を除き禁じられています.複製される場合は,そのつど事前に,出版者著作権管理機構（電話 03-3513-6969,FAX 03-3513-6979,info@jcopy.or.jp）の許諾を得てください.

序

1991 年に MD Anderson Cancer Center（MDACC）の放射線診断科で働く機会があり，その時に師事したのが Chuslip Chansangavej 先生であった．最初の年はまだヘリカル CT が導入される前だったが，CT 画像の血管を 1 つひとつ追いながらそれを指標としてリンパ節や病変の位置・由来を明確にする手法を教えていただいた．血管造影を行ってきた先生の経験をそのまま CT 読影に生かしたわけだが，自分にはこのような発想が全くなく非常に感銘を受けたことを覚えている．

さて当時，松井修先生によって広められた CTAP を MDACC でも行っていた．次第にいろいろな偽病変が観察され，これが肝臓に出入りする今まで広く知られていなかった血管を再認識するきっかけとなった．

我々は CT などの画像を通して血管走行や病変を推測するのだが，多くの画像診断医はそれらが実際にどこにあるのかを見たことがない．見たことのない血管を指摘しても説得力がない．あるとき，多くの雑誌に解剖学講義の連載を書いておられた東京医科歯科大学の佐藤達夫解剖学教授のもとへ相談に訪れたところ，まずは実習用解剖体を使って自分で血管を剖出しなさいと指導された．これがきっかけとなり，肝臓の各種間膜の血管を中心に実体顕微鏡を用いた解剖を始めることとなった．それ以来 20 余年，同解剖学教室（現在は秋田恵一教授）の実習室で週末に解剖するという貴重な機会を与えていただいている．

Michels が述べているように，標準的な血管分岐は半分程度で残りは亜型であり，すなわち 1 体でもいろいろな血管を観察すればさまざまな亜型を見ることができる．一方，1 日で行われる CT 画像すべてを観察すれば，同じ血管でも多数の亜型を見ることができる．解剖体は元には戻せないが，CT ではワークステーションを使えばいつでも血管をあらゆる方向から観察できる．本書で提示した画像は日々蓄積された CT 画像や血管造影からなり立っている．また，読者に少しでも実際の血管を見てほしいために解剖写真も掲載した．しかしこれらはあくまでも解剖後の写真であって，実際は血管周囲には結合組織があることを忘れてはならない．

本書の執筆にあたり，日頃から撮影と画像管理に従事している三井記念病院放射線診断科技師の諸氏，ならびに実習用解剖体でお世話になっている東京医科歯科大学臨床解剖学教室の皆様に感謝する次第である．

最後に，Charnsangavej 先生をはじめ MDACC で師事した先生の多く（Sidney Wallace 先生，Cesar Humberto Carrasco 先生）が既に逝去され，本書を見ていただけなかったことが心残りであるが，お世話になった先生方に心からの感謝の意を込めて本書を捧げたい．

2017 年 8 月

衣袋 健司

目次

総論

1 腹部大動脈　2

1.1 臓側枝 …………………… 3
　1.1.1　腹腔動脈分枝　3
　1.1.2　上腸間膜動脈　4
　1.1.3　下腸間膜動脈　4
1.2 外側枝 …………………… 7
1.3 壁側枝 …………………… 7
　1.3.1　下横隔動脈　8
　1.3.2　腰動脈　10
　1.3.3　正中仙骨動脈　12

1.4 総腸骨動脈 …………………… 12
　1.4.1　総・外腸骨動脈閉塞時の側副路
　　　　　　　　　　　　　　　　　　14

2 下大静脈　16

2.1 壁側枝 …………………… 17
2.2 臓側枝 …………………… 17
2.3 外側枝 …………………… 17
2.4 腸骨静脈 …………………… 18
2.5 発生 …………………… 18
2.6 閉塞時の側副路 …………………… 20

各論

1章　肝臓

1 肝動脈　24

1.1 肝動脈の分岐形式・分類 …………………… 24
1.2 肝区域分類 …………………… 26

2 肝内動脈枝と門脈との位置関係　30

2.1 右葉門脈枝と動脈の関係 …………………… 30
2.2 右葉前区域における門脈と動脈 …………………… 32
2.3 右葉後区域における門脈と動脈 …………………… 35
2.4 肝左葉における門脈と動脈 …………………… 35
2.5 尾状葉枝 …………………… 37

3 肝内外の肝動脈吻合（側副路形成の解剖）　37

3.1 肝動脈間吻合 …………………… 37
3.2 靱帯・間膜を介する動脈 …………………… 38
　3.2.1　鎌状靱帯　38
　3.2.2　冠状靱帯　41
　3.2.3　小網（肝胃間膜・肝十二指腸間膜）
　　　　　　　　　　　　　　　　　　42
3.3 肝動脈閉塞時の側副路 …………………… 42

4 肝内門脈 42

4.1 肝内門脈枝 42
4.2 門脈左枝欠損 43
4.3 右肝円索 46

5 肝静脈 46

5.1 右肝静脈 46
5.2 中肝静脈・左肝静脈 46
5.3 肝静脈吻合 49

2章 門脈

1 門脈 52

1.1 門脈本幹 52
1.2 脾静脈 52
1.3 上腸間膜静脈 53
1.4 下腸間膜静脈 54

2 肝外門脈側副路 54

2.1 肝鎌状靱帯 54
  2.1.1 上鎌状靱帯静脈 54
  2.1.2 下鎌状靱帯静脈（傍臍静脈） 55
2.2 冠状靱帯 58
  2.2.1 左三角靱帯 58

2.2.2 右三角靱帯 60
2.3 小網（肝胃・十二指腸間膜） 60
  2.3.1 肝胃間膜 60
  2.3.2 肝十二指腸間膜 60
2.4 その他の門脈大循環吻合 60
  2.4.1 胃静脈から食道静脈・奇静脈へ 60
  2.4.2 胃静脈・左腎静脈交通路 61
  2.4.3 脾静脈・左腎静脈交通路 62
  2.4.4 veins of Retzius 62
  2.4.5 下横隔静脈を介した静脈吻合路 62

3章 総胆管・胆嚢

1 胆嚢動脈 67
2 胆嚢静脈 67

3 総胆管動脈 69
4 総胆管静脈または胆管周囲静脈 71

4章 膵臓・脾臓

1 膵臓 73

1.1 動脈 73
  1.1.1 膵頭部 73
  1.1.2 膵体尾部 75
1.2 静脈 80
  1.2.1 膵頭部 80
  1.2.2 膵体尾部 81

  1.2.3 median arcuate ligament compression（MALC） 81

2 脾臓 84

2.1 脾動脈 84
2.2 脾静脈 85
2.3 膵炎または膵癌による 静脈閉塞時の側腹路 86

5章 腎臓・副腎・性腺

1 腎臓 89

1.1 腎動脈 89

  1.1.1 起始部 89
  1.1.2 腎内枝 91

1.2	腎静脈 ・・・・・・・・・・・・・・・・・	91
1.3	腎被膜・腎盂・尿管動脈 ・・・・・・	95
1.4	腎被膜・腎盂・尿管静脈 ・・・・・・	95

2 副腎 100

2.1	副腎動脈 ・・・・・・・・・・・・・・・・	100

2.2	副腎静脈 ・・・・・・・・・・・・・・・・・・	101

3 性腺動静脈 103

3.1	性腺動脈 ・・・・・・・・・・・・・・・・・・	103
3.2	性腺静脈 ・・・・・・・・・・・・・・・・・・	106

6章 消化管

1 胃 110

1.1	動脈 ・・・・・・・・・・・・・・・・・・・・	110
	1.1.1　短胃動脈　110	
	1.1.2　左胃動脈　110	
	1.1.3　後胃動脈　110	
	1.1.4　右胃動脈　111	
	1.1.5　胃十二指腸動脈・右胃大網動脈	
		114
	1.1.6　左胃大網動脈　114	
1.2	静脈 ・・・・・・・・・・・・・・・・・・・・	114
	1.2.1　短胃静脈　114	
	1.2.2　左胃静脈・副左胃静脈　115	
	1.2.3　後胃静脈　117	
	1.2.4　右胃静脈・副右胃静脈　117	
	1.2.5　右胃大網静脈　117	
	1.2.6　左胃大網静脈　118	

2 十二指腸 118

2.1	動脈 ・・・・・・・・・・・・・・・・・・・・	118
2.2	静脈 ・・・・・・・・・・・・・・・・・・・・	120

3 小腸 120

3.1	動脈 ・・・・・・・・・・・・・・・・・・・・	120
3.2	静脈 ・・・・・・・・・・・・・・・・・・・・	120

4 大腸 120

4.1	辺縁動脈と終動脈 ・・・・・・・・・・	120
4.2	回結腸動脈 ・・・・・・・・・・・・・・・・	121
4.3	右結腸動脈 ・・・・・・・・・・・・・・・・	122
4.4	中結腸動脈・副中結腸動脈 ・・・	122
4.5	左結腸動脈 ・・・・・・・・・・・・・・・・	122
4.6	S状結腸動脈 ・・・・・・・・・・・・・・	124
4.7	上直腸動脈 ・・・・・・・・・・・・・・・・	124
4.8	静脈 ・・・・・・・・・・・・・・・・・・・・	124

7章 骨盤

1 総腸骨動脈 129

2 外腸骨動脈の分枝 129

2.1	下腹壁動脈 ・・・・・・・・・・・・・・・・	129
2.2	深腸骨回旋動脈 ・・・・・・・・・・・・	129

3 内腸骨動脈 129

3.1	内腸骨動脈の分類 ・・・・・・・・・・	129
3.2	上殿動脈，下殿動脈 ・・・・・・・・・	132
3.3	腸腰動脈 ・・・・・・・・・・・・・・・・・・	134

3. 4	閉鎖動脈 ・・・・・・・・・・・・・・・・・・	134
3. 5	中直腸動脈 ・・・・・・・・・・・・・・・・	134
3. 6	下直腸動脈 ・・・・・・・・・・・・・・・・	135
3. 7	子宮動脈 ・・・・・・・・・・・・・・・・・・	135
3. 8	前立腺動脈・精嚢腺動脈 ・・・・・	137
3. 9	前立腺静脈：サントリーニ静脈叢 ・・・	138
3.10	膀胱動脈 ・・・・・・・・・・・・・・・・・・	138
3.11	膀胱静脈 ・・・・・・・・・・・・・・・・・・	139
3.12	内陰部動脈 ・・・・・・・・・・・・・・・・	141

■ 索引 143

総　論

1 腹部大動脈

腹部大動脈は，横隔膜大動脈裂孔すなわち左右横隔膜脚と椎体前面からなる三角形の間隙から始まり，T11からL4椎体の前面のほぼ正中で下大静脈の左側に沿って下る(図1)．下端はほぼL4の高さで，左右総腸骨動脈に分岐する[1,2]．

腹部大動脈の右側には，胸管・乳び槽・奇静脈・横隔膜右脚があり，L2以下では下大静脈が接している．左側には，横隔膜左脚・左腹腔神経節・左交感神経幹がある．背側では，腰静脈が下大静脈に向かって走行している．

ところで，通常，腹部大動脈と呼んでいるが，解剖学用語では「腹大動脈」が正しい．ちなみに胸部大動脈も「胸大動脈」が正式名称である．

腹部大動脈から分岐する体幹部の血管の分類として，横断像(図2)を見てわかるように，①臓側枝，②外側枝，③壁側枝の3つに大きく分類して考えるとわかりやすい．これらをGrantの教科書[3]では，Three vascular planeと呼んでいる．

臓側枝とは，腹腔動脈・上腸間膜動脈・下腸間膜動脈の3つ，すなわち腹部大動脈から腸管に向かう左右対のない3本の血管である．

外側枝とは，後腹膜腔にある左右対のある3つの臓器を栄養する血管で，具体的には泌尿生殖器に分布する腎動脈・副腎動脈・性腺動脈(卵巣動脈・精巣動脈)となる．

壁側枝とは，左右両側に向かって体壁を栄養する血管である．すなわち胸部では肋間動脈であり，特殊なものは腕と足の血管となる．腹部では，上方から下横隔動脈，腰動脈，そして正中仙骨動脈となる．骨盤では，内腸骨動脈から分岐する腸腰動脈も含まれ，さらにはこれらを上下に結

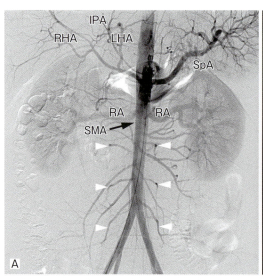 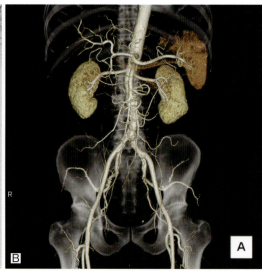

図1 大動脈撮影

A：大腿動脈穿刺によるDSA(デジタルサブトラクションアンギオグラフィ)による腹部大動脈撮影である．秒間10 mL・総量20 mLの造影剤を用いて撮影．特に大動脈では血流速度が早いので，6～7枚/秒のフレーム数で撮影する．
RHA：右肝動脈，LHA：左肝動脈，IPA：下横隔動脈，SpA：脾動脈，RA：腎動脈，SMA：上腸間膜動脈，矢頭：腰動脈
B：造影CTで得られたデータをもとにワークステーションで作成した3D-CTアンギオグラフィである．得られた画像は立体なので自由に動かすことや拡大縮小が可能であり，かつバックグラウンドに骨を加えることも可能である．元のCT画像と比較することで血管と周囲臓器との関係を把握することができる．秒間3～3.5 mL・総量100 mLの造影剤を使用して撮影．撮影タイミングが適切であれば，きわめて情報量が多い．

ぶ内胸動脈(胸部)・上下腹壁動脈(腹部)も含む.

このように整理して考えると,側副路を考える際に同じグループ同士の間で発達することが自然であり,血管造影像を解釈するときにわかりやすい.

1.1 臓側枝

1.1.1 腹腔動脈分枝

腹腔動脈の起始部の高さはT12〜L1の範囲にある.最も多いのは報告者によりやや異なるが,T12下縁からL1上縁レベルであろうか(表1)[4-6].

分岐する枝は通常,左胃動脈・総肝動脈・脾動脈の3本(図3)で,石塚[4]によれば3分岐するまでの長さは8〜39 mmで,平均21 mmである(表2).しかし,この3枝は必ずしも腹腔動脈から分岐するとは限らず,上腸間膜動脈から分岐することもあることから,これらの関係についてAdachiが分類を行っている[5].

Adachiは,腹腔動脈の構成動脈である,総肝動脈・左胃動脈・脾動脈と上腸間膜動脈の4つの

表1 腹腔動脈の高さ

	石塚	Adachi	塚本
T12	50.0%	24.0%	13.0%
T12・L1椎間またはT12/L1	36.7%	30.0%	12.0%
L1	13.3%	42.0%	62.0%
L1・L2椎間またはT12/L1	0.0%	4.0%	13.0%

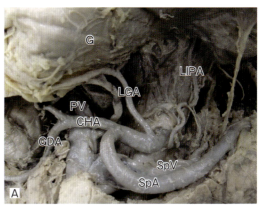

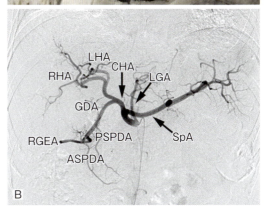

図3 腹腔動脈分枝
A:腹腔動脈とその中枢側の血管の解剖例.
　G:胃,LIPA:左下横隔動脈,LGA:左胃動脈,CHA:総肝動脈,GDA:胃十二指腸動脈,SpV:脾静脈,PV:門脈
B:経カテーテルによるDSAによる腹腔動脈撮影である.腹腔動脈は,①左胃動脈(LGA),②脾動脈(SpA),③総肝動脈(CHA)の3本からなる.通常は,左胃動脈が先に分岐してから,総肝動脈と脾動脈に分かれる.標準的な分岐形式であり,Adachiの分類ではTypeⅠに相当する.
　RHA:右肝動脈,LHA:左肝動脈,ASPDA:前上膵十二指腸動脈,PSPDA:後上膵十二指腸動脈,RGRA:右胃大網動脈

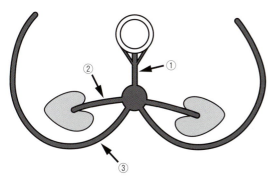

図2 大動脈分枝の分類
腹部骨盤の血管を,大動脈を中心に①腹側に向かう消化管を中心とする臓側枝,②外側に向かう腎臓などの左右対のある泌尿生殖器を中心とする外側枝,③両側背側に向かう壁側枝の3種類に分類すると考えやすい.
(Basmajian JV. Posterior abdominal structures. Grant's Method of anatomy. 9th Edition. p238-254 Lippincott Williams & Wilkins Company, 1975 より)

表2 腹腔動脈の長さ

mm	石塚	Adachi	塚本
6〜10	6.7%	12.1%	10.3%
11〜15	3.3%	15.2%	32.0%
16〜20	40.0%	36.4%	26.8%
21〜25	26.7%	21.2%	16.5%
26〜30	16.7%	12.1%	10.3%
31〜35	3.3%	3.0%	4.1%
36〜	3.3%	0.0%	0.0%

構成動脈がどのような組み合わせで大動脈から分岐しているかを「Type」と分類し，さらにそれをGroup別に分類する方法をとっている．

以下に，Adachiの解剖症例252例の頻度を挙げる．【　】内は共通幹を形成する動脈を示す．

・Type Ⅰ（図3）：【総肝動脈・左胃動脈・脾動脈】，上腸間膜動脈（Group 1〜11）221例（87.6%），上腸間膜動脈や腹腔動脈根部から分岐する異型右肝動脈は門脈の背側を走行

・Type Ⅱ：左胃動脈，【総肝動脈・脾動脈】，上腸間膜動脈（Group 12〜17）16例（6.3%）

・Type Ⅲ（図4A）：左胃動脈，【総肝動脈・脾動脈・上腸間膜動脈】（Group 18，19）3例（1.1%）

・Type Ⅳ（図4B）：【左胃動脈・総肝動脈・脾動脈・上腸間膜動脈】（Group 20〜22）6例（2.3%），いわゆる truncus coeliaco-mesentericus：腹腔動脈と上腸間膜動脈の共通幹がこれに相当する

・Type Ⅴ：【左胃動脈・脾動脈】，【総肝動脈・上腸間膜動脈】（Group 23）1例（0.3%），この場合，総肝動脈は門脈の腹側を走行している

・Type Ⅵ（図4C，D）：【左胃動脈・脾動脈】だが門脈の腹側を走行する総肝動脈がない（Group 24〜28）5例（1.9%）

このように，Adachiの分類は腹腔動脈分枝と上腸間膜動脈の構成を見るには便利なのだが，肝動脈そのもの，つまり左・中・右肝動脈の分岐形式を考える際には，各論で後述するMichelsの分類のほうが便利であろう．

1.1.2 | 上腸間膜動脈

起始部の高さはT12中程〜L2上縁にある．最も多いのは第1腰椎椎体レベルである（表3）．分岐する枝は，下膵十二指腸動脈・中結腸動脈・右結腸動脈・回結腸動脈・小腸動脈である（図5）．腹腔動脈と上腸間膜動脈との距離はだいたい1cm未満で平均0.6cmと言われる[4]．以下で，各分枝の概説をする．

① 下膵十二指腸動脈：十二指腸下端と膵臓に分布し，上（前後）膵十二指腸動脈と吻合する．

② 中結腸動脈：下膵十二指腸動脈の下方から起始して横行結腸に分布し，上行結腸肝彎曲にも分布することがある．上記の分布を血管の定義にすると，この動脈は複数存在し（表4），2本以上あるものは20〜30%ある．横行結腸のみ栄養するものは約2/3で，肝彎曲も栄養するのが10〜30%程度みられた[4,6]．

③ 右結腸動脈：中結腸動脈と回結腸動脈の間から分岐して上行結腸に分布するが，分岐しないこともある（表5）[4,6,7]．

④ 回結腸動脈：右下方に向かい回腸枝と結腸枝に分枝して，回腸末端・盲腸・上行結腸近位部に分布する．

⑤ 小腸動脈：上腸間膜動脈の左側から分岐する小腸動脈の枝の本数は，平均15本くらいである[6]．

1.1.3 | 下腸間膜動脈

起始部の高さはL2下端〜L4上端にある．最

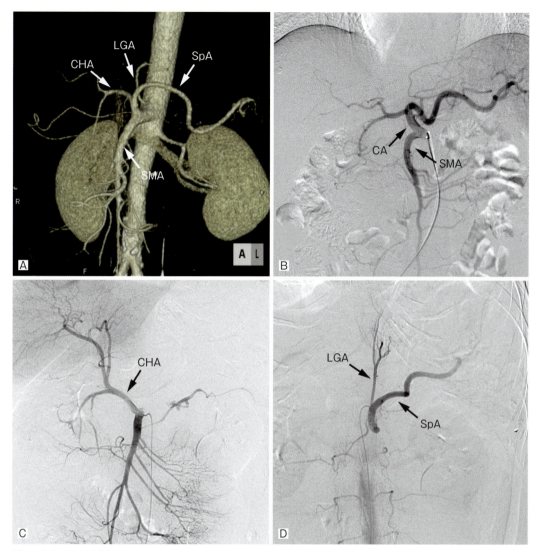

図4 Adachiの分類
A：Adachi-Ⅲ型．大動脈から直接，左胃動脈が分岐しており，かつ腹腔動脈と上腸間膜動脈が共通幹となっている．CHA：総肝動脈，LGA：左胃動脈，SpA：脾動脈，SMA：上腸間膜動脈
B：Adachi-Ⅳ型．腹腔動脈と上腸間膜動脈が共通幹となっている．図4Aとは異なり左胃動脈は腹腔動脈から分岐している．CA：腹腔動脈，SMA：上腸間膜動脈
C・D：Adachi-Ⅵ型．上腸間膜動脈と総肝動脈が共通幹をなしており，脾動脈と左胃動脈が共通幹をなしている．

も多いのはL3椎体レベルである（表6）．腹部大動脈の分岐部からの距離は約3～6cmで，平均4.4cmである．分岐する枝は，左結腸動脈・S状結腸動脈・上直腸動脈である（図6）．この3枝の分岐形式もいろいろな分類があるが，ここでは姫井の120例の結果を参考にする[8]．

分岐形式では左結腸動脈（L）・S状結腸動脈（S）を下腸間膜動脈の枝とし，上直腸動脈（R）を終末枝とみなして分類し，Ⅰ～Ⅵの6系に分類したのち，さらに統合してⅠ，Ⅲ，Ⅵ，統一型としている．これをまとめて整理し新たに分類すると，以下のようになる．

表3 上腸間膜動脈の高さ

	石塚	Adachi	塚本
T12	30.0%	8.2%	2.8%
T12/L1	23.3%	10.2%	1.9%
L1	46.7%	69.4%	63.2%
L1/2	0.0%	8.2%	17.0%
L2	0.0%	4.1%	10.4%

表5 RCAの起始

RCA		塚本	石塚	Steward
I型	SMAより分岐	50.0%	23.3%	40%
II型	MCAより分岐	41.5%	50.0%	30%
III型	ICから分岐	8.5%	26.7%	12%

表4 MCA, RCAの本数

		MCA(%)	RCA(%)	虫垂動脈(%)
塚本	1本	79.1	93.1	85.2
	2本	20.7	6.6	9.4
石塚	1本	66.7	—	83.3
	2本	26.7	—	16.7

表6 下腸間膜動脈の高さ

	石塚	Adachi	塚本	姫井
L2	20.0%	1.9%	1.9%	1.7%
L2/3	30.0%	18.9%	6.6%	8.3%
L3	46.7%	62.3%	61.3%	75.0%
L3/4	3.3%	17.0%	15.1%	12.5%
L4	0.0%	0.0%	14.2%	2.5%

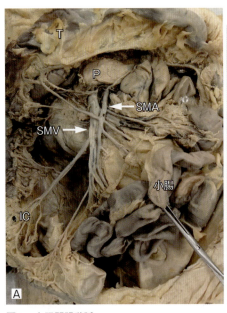 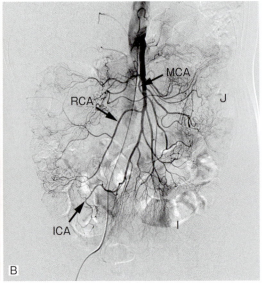

図5 上腸間膜動脈
A：腸間膜の脂肪を除いて上腸間膜動静脈を剖出した．上行結腸間膜は血管のみを残したので背側にある十二指腸や腎臓などがみられる．横行結腸は上方に翻転してある．SMA：上腸間膜動脈，SMV：上腸間膜静脈，T：横行結腸，P：膵臓，J：小腸，IC：回盲部
B：上腸間膜動脈造影(DSA)．左側には小腸に向かう血管が，右側には回腸遠位部から右半結腸に向かう血管が主として描出されている．MCA：中結腸動脈，RCA：右結腸動脈，ICA：回結腸動脈，J：空腸，I：回腸

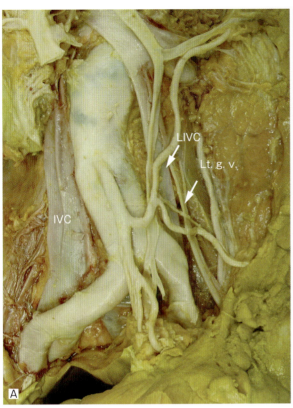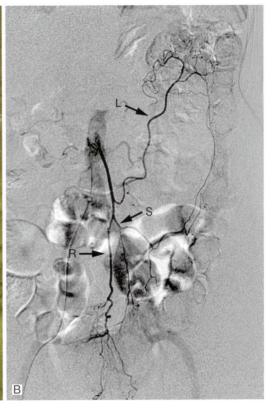

図6　下腸間膜動脈

A：下腸間膜動脈を剖出した．この例では足側に向かう枝からS状結腸に向かう枝が分岐しており，左上に向かう枝からは左半結腸の動脈が分岐している．本例では両側下大静脈となっている．IVC：下大静脈，LIVC：左下大静脈，Lt g.v.：左性腺静脈
B：下腸間膜動脈造影（DSA）．腹腔動脈や上腸間膜動脈と異なりこの動脈の起始部は細い．技術的な話だが，この血管は大動脈の前面からやや左側に向かって分岐しているので，撮影画面が右前斜位になるように管球を動かしてL3レベルでカテーテル先端を左に向けて探すと入り口が見つけやすい．L：左結腸動脈，S：S状結腸動脈，R：上直腸動脈

- A型：LとSが共通幹を形成．この共通幹とRが2分岐している（12.5％）．
- B型：LとSとRが同一の部位から別々に分岐する（22.5％）．
- C型：Lが単独で分岐し，SとRが共通幹をなすもの（37.5％）．
- D型：LとS1が共通幹，RとS2が共通幹となって分岐（27.5％）．

左結腸動脈に関して上行枝が発達しているものは83.3％で発育不良は8.3％，上行枝を欠くものは8.3％であるという．また，上行枝から右側に向かって副側枝を出すものが9.2％あるという．これは辺縁動脈とは異なり膵下部を走行して，上腸間膜動脈本幹や中結腸動脈に合流する．

1.2　外側枝

後腹膜腔にある左右対のある3つの臓器を栄養する血管で，具体的には泌尿生殖器に分布する腎動脈・副腎動脈・性腺動脈（卵巣動脈・精巣動脈）となる．これらはすべて各論を参照のこと．

1.3　壁側枝

大動脈から左右両側に向かって体壁を栄養する血管である．ここでは下横隔動脈と腰動脈，正中

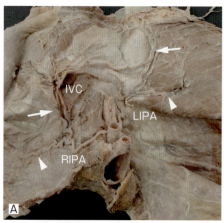 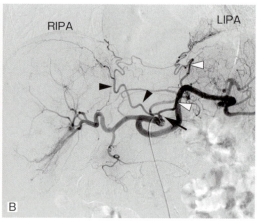

図7 下横隔動脈
A：両側下横隔動脈の解剖例である．前方に向かう枝（矢印）と横走する枝（矢頭）が認められる．IVC：下大静脈，RIPA：右下横隔動脈，LIPA：左下横隔動脈
B：両側下横隔動脈．腹腔動脈撮影であるが，両側の下横隔動脈が腹腔動脈根部から共通幹（矢印）をなして分岐しているのが認められる．左（白矢頭）右（黒矢頭）共に外側上方に向かい，横隔膜頂部で屈曲蛇行している．

仙骨動脈について概説する．

1.3.1 | 下横隔動脈

下横隔動脈は分岐後に横隔膜脚の前方・副腎の内側縁を上外側に向かい，左側は食道の背側を通過して食道裂孔の左側に，右側は下大静脈の背側を通過して下大静脈裂孔の右に位置する（図7）．すなわち，右は肝臓の bare area の背側を，左は胃の bare area の背側を走行する．この際に両側とも副腎に，また右は下大静脈，左は食道に枝を出す．横隔膜中心腱の近くで内側枝と外側枝に分かれ，内側枝は前方に向かい中心腱の前方で左右が吻合したり，（内胸動脈の）筋横隔動脈・心膜横隔動脈と吻合したりする．外側枝は肋間動脈や筋横隔動脈と吻合する[2]．左は同名静脈とともに左腎静脈近位部から上行するのに対して，右は近位では同名静脈はみられない．右下横隔静脈は左とは異なり，下大静脈右壁に横隔膜裂孔付近で流入するからである．

起始部に関して，Greig[9] の425人の調査やPick[10] の200人の調査があるが，Merklin ら[11]は，これら過去の報告のデータを総合して表7のようにまとめている．また，わが国での塚本[6] の99例の集計を表8に示す．このように下横隔動脈は，①左右が共通幹か単独分岐か，②起始が大動脈・腹腔動脈・腎動脈・その他なのか，の2点で分類されるのでやや煩雑な分類になっている．

最近では，MDCT画像から容易に大動脈から分岐する血管の描出が可能（図8）であることから，肝動脈の分岐はもとより下横隔動脈の起始が容易にわかるので，実際にはこれを使って血管造影前に検索することが多い．実際にBasileら[12]は，200人を対象に下横隔動脈の起始部を16列MDCTで検索したところ，右は100.0％，左は93.5％で同定できたと報告している．

左下横隔動脈は，右下横隔動脈や左胃動脈や左肝動脈から分岐することもある[13]．これらは肝動脈に例えれば，変異左下横隔動脈とでもいうべき血管であり，①「右」下横隔動脈から正中を横切って左横隔膜の上部を栄養する血管（図8C），または②左胃動脈または左肝動脈から分岐して小網内を横隔膜に向かって走行して左横隔膜に達し，左横隔膜の上部を栄養する血管（図9）の2種類がある．いずれも食道の前を通過するという特徴がある．この②の血管を細かく分析すると，副左胃動脈または副左肝動脈が走行する部位，すなわち小

表7 下横隔動脈の起始について（欧米論文）

別々な起始	右			
左	大動脈	腹腔動脈	右腎動脈	左胃動脈
大動脈	112	58	31	0
腹腔動脈	120	175	30	0
左胃動脈	0	0	0	6

同じ起始	右	
左	大動脈	腹腔動脈
大動脈	167	−
腹腔動脈	−	115

表8 下横隔動脈の起始（塚本）

	右	左	共通幹
大動脈	29	33	5
腹腔動脈	50	52	5
腎動脈	7	1	0
上腸間膜動脈	3	1	0
左肝動脈	0	1	0
	89	88	10

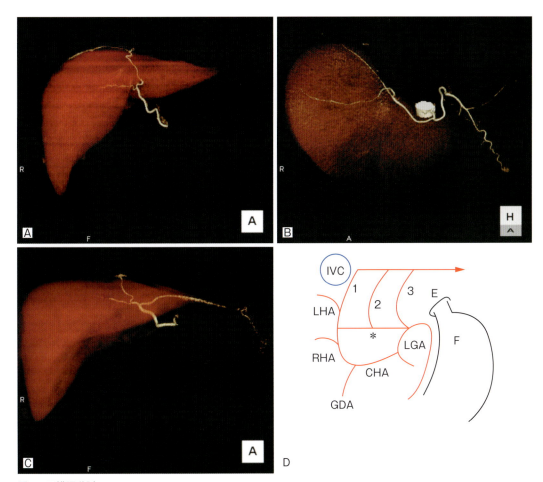

図8 下横隔動脈
A：右下横隔動脈（3D-CT）．右下横隔動脈が，右側に横走する枝と横隔膜ドームに向かう枝に大きく分かれてゆく．
B：左右下横隔動脈（3D-CT）．両側下横隔動脈が大動脈から共通幹をなして分岐している．
C：右下横隔動脈（3D-CT）．右下横隔動脈から，左下横隔動脈が分岐している．
D：左下横隔動脈（模式図）．左下横隔動脈は，左肝動脈・左胃動脈アーケード（circulus hepatogastricus：＊）から分岐している．左肝動脈から分岐する左下横隔動脈はいわゆる小網の上縁を介して横隔膜へと向かっていると考えられる．
〔衣袋健司，秋田恵一，松井 修．肝動脈塞栓術に必要な脈管解剖．松井 修，他（編）．肝動脈化学塞栓療法（TACE）−理論と実践ストラテジー．医学書院，p19，2015 より〕

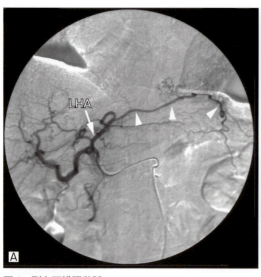 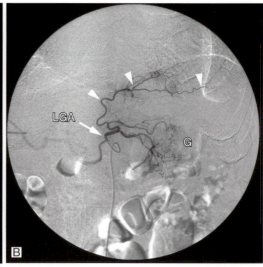

図9 副左下横隔動脈
A：左肝動脈(LHA)から左下横隔動脈(矢頭)が分岐している．
B：左胃動脈(LGA)から左下横隔動脈(矢頭)が分岐している．G：胃

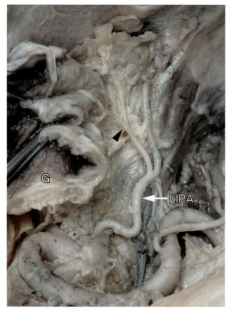

図10 左下横隔動脈(解剖)
左下横隔動脈が噴門部近くに胃枝(矢頭)を分岐している．このため，稀に上部消化管出血の原因血管ともなり得るので注意する．G：胃，LIPA：左下横隔動脈

網上縁を通して左下横隔動脈の上枝が分岐する．つまり肝胃間膜動脈輪 circulus hepato-gastricus (図8D)のどこからでも内側枝が分岐するのである．

また，左下横隔動脈は噴門部領域を栄養することもある(図10)ので，上部消化管出血の際に同部から出血している事例も認められる．

1.3.2 腰動脈

腰動脈は左右4対あり，腹部大動脈の背面から分岐する(図11)．左右別々に分岐することが多いが，下部になるほど左右共通幹をなして分枝する場合が多い．左右ともに大腰筋と椎体の間を椎

> **Topics 下横隔動脈・肋間動脈吻合**
>
> 肝腫瘍が横隔膜に浸潤すると，肋間動脈→下横隔動脈を介して腫瘍の栄養血管となることがある．この場合に肋間動脈造影を行うと外側下方に向かったのち吻合部で折り返して内側上方に向かう血管が認められる(図12)．これはもともと肋間動脈と下横隔動脈に吻合が認められることによる[14]．

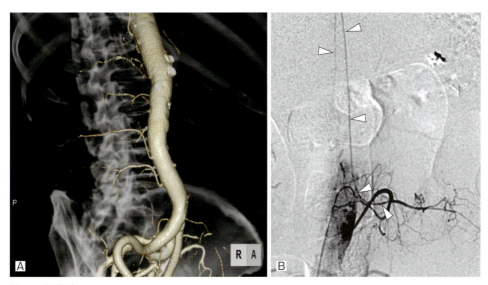

図11 腰動脈
A：3D-CT．腰動脈を残してほかの腹部血管をすべて除いた画像を作成した．カテーテルによる血管造影による大動脈造影でも，造影剤が血液よりも重いことから比較的腰動脈の描出は良好だが，起始部はというと必ずしもはっきりとはしない．3D-CT アンギオグラフィがあれば椎体の高さなどが前もって観察できる．
B：腰動脈の DSA．腰動脈の枝で内側に向かってから上行しヘアピンカーブを描いて下行する前脊髄動脈（Adamkiewicz：矢頭）が描出されることあるので，後腹膜出血や椎体腫瘍術前などで腰動脈塞栓術を行う際には気を付けなければならない．

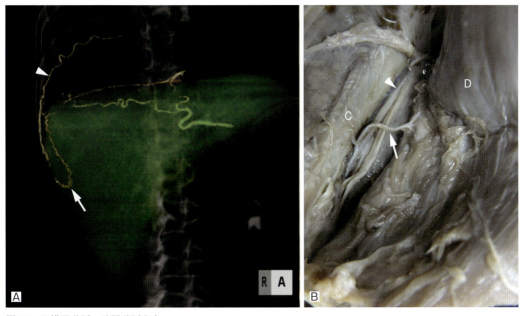

図12 下横隔動脈・肋間動脈吻合
A：3D-CT．右下横隔動脈（矢印）と肋間動脈（矢頭）が外側で吻合しているのが認められる．
B：解剖体．横隔膜（D）は胸腔と腹腔を分ける構造物であり，その両者にも連続している．胸壁の血管である肋間動脈（矢頭）から派生した血管（動脈：矢印）が横隔膜内に向かっているのが認められ，横隔膜の血管である下横隔動脈に連続している．C：肋骨

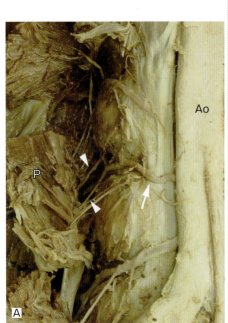
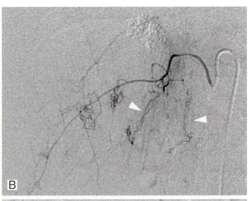
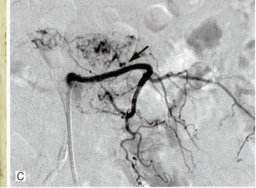

図13 腰動脈
A：腰動脈(矢印)は椎体の外側を背側に向かう際に，血管の外側にある大腰筋に対して栄養血管(矢頭)を分岐している．また筋肉内で上下の腰動脈が吻合している．Ao：大動脈，P：大腰筋
B：腰動脈のDSA．腰動脈で栄養される大腰筋の染まり(矢頭)がうっすらと認められる．
C：腰動脈のDSA．椎体腫瘍(血管腫)は，腰動脈から分岐し椎体内に進入するmetaphyseal artery(矢印)によって栄養されている．

体に沿って外側下方に向かい，その間に内側に向かって椎体に栄養枝を出し，外側に向かって大腰筋への栄養動脈を分岐する(図13)．さらに，椎間孔に脊髄枝を分岐した後に，固有背筋を栄養する後枝と腰方形筋の背側を外側に向かい同筋への栄養枝を分岐する前枝とに分かれる．L1〜3は腰方形筋の背側を走行するが，L4は腹側を走行する[1]．前枝は腹横筋の後腱膜を穿通し，内腹斜筋との間に出る．後肋間・肋下・腸腰動脈・深腸骨回旋・下腹壁動脈と吻合する[2]．

1.3.3 正中仙骨動脈

大動脈分岐部やや上方の背面から分岐するが，L5腰動脈からも分岐する．左総腸骨静脈の背側を通過し，L5椎体の前を下行，仙骨岬を経て骨盤内に入る．

1.4 総腸骨動脈

左右は非対称で，右側のほうがやや長い．

右総腸骨動脈の前方には回腸末端部が位置する．また尿管も前方を通過し，女性の場合はさらに(内方に向かう)卵巣動静脈も前を横切っている．男性の場合は精巣動静脈がやや外方に向かうので横切らない．また，右総腸骨動脈は下大静脈の下端から左総腸骨静脈の前を横切ることになる(図15)．この際に狭窄などをきたすものをMay-Turner症候群と呼んでいる．

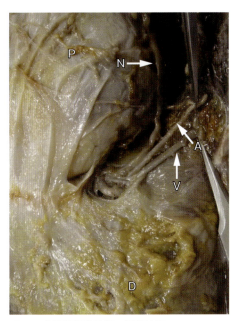

図14 心膜横隔動静脈・横隔神経

胸腔内で，左肺を切除し壁側胸膜を除き，心左縁に沿って走行している心膜横隔動静脈（A, V）を剖出している．これらは横隔膜（D）を貫通して左下横隔動静脈と吻合する．また伴走する横隔神経（N）は同部から横隔膜に神経枝を分岐している．P：心囊，D：横隔膜，A：心膜横隔動脈，V：心膜横隔静脈

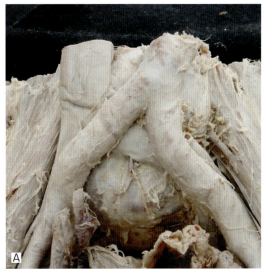

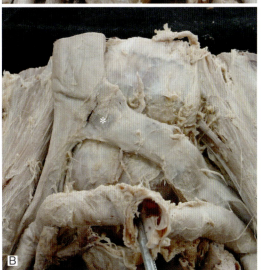

図15 総腸骨動静脈の関係

左側が通常の配置で，右側は動脈側を手前に移動したところ．左総腸骨静脈に圧痕（※）があることがわかる．

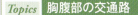

Topics　胸腹部の交通路

下横隔動脈は，横隔膜で内胸動脈の分枝である心膜横隔動脈と吻合している．左側は心尖部のpericardial fat内で，右側はIVCの右側で吻合している．特に左側の同名静脈経路は，胃静脈瘤の治療に用いられるBRTO（balloon-occluded retrograde transvenous obliteration）の際によく認められる経路でなじみ深い経路である．さらに，心膜横隔動静脈（図14）は横隔神経と伴行している脈管であり，心外膜と壁側胸膜の間を走行している．下横隔動脈は，前方では内胸動脈の筋横隔動脈を介して肋間動脈と交通する．

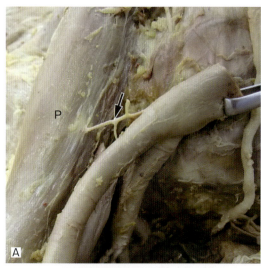 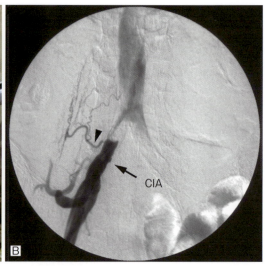

図16 総腸骨動脈の大腰筋枝
A：解剖例．右総腸骨動脈から大腰筋（P）を栄養する外側に向かう血管（矢印）がみられる．
B：総腸骨動脈の大腰筋枝（DSA）．総腸骨動脈の高度狭窄例である．カテーテルを右大腿動脈から挿入し総腸骨動脈（CIA）遠位部で造影剤を注入したところ，総腸骨動脈から外側に向かう血管（矢頭）がみられ，ちょうど大腰筋の形状に沿った枝が描出されているのが認められた．

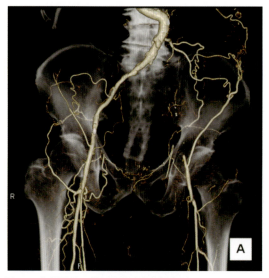

図17 左総腸骨・外腸骨動脈完全閉塞例
3D-CT．盤左側の側副路：左総腸骨動脈から外腸骨動脈が閉塞しているため，左腰動脈→腸骨回旋動脈が発達し左外腸骨動脈に連続しているのが認められる．
骨盤右側の側副路：内腸骨動脈の起始部が閉塞しているため，外側大腿回旋動脈→腸腰動脈，内側大腿回旋動脈→閉鎖動脈などが発達している．

左総腸骨動脈は右に比べてやや短い．尿管・卵巣静脈との関係は右と同じ．さらにS状結腸間膜が前方にあるので，下腸間膜静脈が前方に位置している[1]．

el Mamounら[15]によると，総腸骨動脈から外側に向かう lateral branch（約3mm径）が143例中50例（35％）で認められ，43例で腸腰筋を栄養していた（図16）．このほかにも尿管やリンパ節，腎臓の一部も栄養していたと報告している．Pilletら[16]は大腰筋を栄養する動脈として，さらに下流の外腸骨動脈から75％でみられたと報告した．なお，その径は1.5mmであったという．

1.4.1 総・外腸骨動脈閉塞時の側副路

いろいろな分類ができるが，臓側枝・外側枝・壁側枝という観点から，臓側枝・外側枝をvisceral group，壁側枝をsystemic groupとして，以下の分類ができる[17]．

① systemic-systemic：腰動脈・肋間動脈・深腸骨回旋動脈・内胸動脈・下腹壁動脈・閉鎖動脈（図17）

② visceral-visceral：腹腔動脈・上腸間膜動脈・

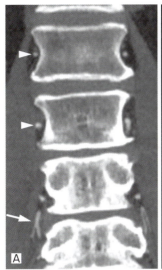
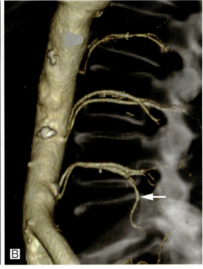

図18 腰動脈の椎体との位置関係
A：造影CTの冠状断像．椎体の中ほどの部位（矢頭）を腰動脈が走行しているのが認められる．下方のレベルでは椎間板レベルを通過する枝（矢印）もみられる．
B：造影CTのVR画像の側面像．第2・3腰動脈は椎体中ほどを横走するのに対して，左第4腰動脈（矢印）が途中から下行して椎間板レベルを縦走している．

下腸間膜動脈・腎動脈・性腺動脈
③ systemic-visceral：上直腸動脈・中直腸動脈・下直腸動脈，内陰部動脈
また，閉塞部位別にみられる内腸骨動脈の役割に関して分類する[18]と，以下のようになる．

> **Topics 腰動脈と椎間板の位置**
>
> 腰動脈の椎体との関係は冠状断像（図18A）にてわかるように，ちょうど椎体のほぼ真ん中を前後に走行している．そのまま下外側に向かうので多くは椎間板をまたぐことはないが，椎間板（主に背側部）を上下に縦走することがある（図18B）．この場合，最近行われているLIF(lateral interbody fusion)という手技において，椎間板にケージを挿入する際に損傷する可能性があるという．また同手技で椎体置換ケージを挿入する場合に腰動脈を結紮切離する必要があることから，その位置や変異などを把握しておく必要があろう．ちなみに，整形外科領域では肋間・腰動脈を総称してsegmental arteryといっている．

> **Topics 椎体の動脈[19]**
>
> 腰動脈が椎体に沿って背側に向かう際に，椎体に向かって小さな血管primary periosteal artery(PPA)が10〜20本みられる．これの最終枝が椎間孔に，直前に上下の腰動脈の交通枝であるPrecostal anastomosisとなる．特にL4/5間での発達が目立つ．さてこのPPAから椎体内にperipheral arteryが椎体内に進入，これより深く進入するmetaphyseal artery（図13C）があり椎体の周囲を取り囲むように前後が吻合してmetaphyseal anastomosisが認められる．椎間孔から入った血管は後縦靱帯の前方で上下左右が吻合するpost-central anastomosisを形成し，そこから椎体背側に進入する栄養血管がみられる．これらの椎体に血管が進入する孔を栄養孔という．椎間孔に入った血管のもう1つは脊髄動脈となり，その中でも前脊髄動脈となる．いわゆるAdamkiewiczはT11を中心に上下の特に左優位で分岐している．

表9 大動脈腸骨動脈病変の TASC Ⅱ 分類

A 型病変	CIA の片側あるいは両側狭窄
	EIA の片側あるいは両側の短い(≦ 3 cm)単独狭窄
B 型病変	腎動脈下部大動脈の短い(≦ 3 cm)狭窄
	片側 CIA 閉塞
	CFA には及んでいない EIA での 3~10 cm の単独あるいは多発性狭窄
	内腸骨動脈または CFA 起始部を含まない片側 EIA 閉塞
C 型病変	両側 CIA 閉塞
	CFA には及んでいない 3~10 cm の両側 EIA 狭窄
	CFA に及ぶ片側 EIA 狭窄
	内腸骨動脈および / または CFA 起始部の片側 EIA 閉塞
	内腸骨動脈および / または CFA 起始部あるいは起始部でない，重度の石灰化片側 EIA 閉塞
D 型病変	腎動脈下部大動脈腸骨動脈閉塞
	治療を要する大動脈および腸骨動脈のびまん性病変
	片側 CIA，EIA および CFA を含むびまん性多発性狭窄
	CIA および EIA 両方の片側閉塞
	EIA の両側閉塞
	治療を要するがステントグラフト内挿術では改善がみられない AAA 患者，あるいは大動脈または腸骨動脈外科手術を要するほかの病変を持つ患者の腸骨動脈狭窄

CIA；総腸骨動脈，EIA；外腸骨動脈，CFA；総大腿動脈，AAA；腹部大動脈瘤

・Type 1（総腸骨動脈が閉塞）：入口が腸腰動脈・上殿動脈などで，出口が内腸骨動脈本幹→外腸骨動脈→大腿動脈
・Type 2（外腸骨動脈が閉塞）：入口が内腸骨動脈で，出口が上殿動脈・下殿動脈・閉鎖動脈
・Type 3（総・外腸骨動脈が閉塞）：入口が腸腰動脈・上殿動脈などで，出口が上殿動脈・下殿動脈・閉鎖動脈
・Type 4（総・外腸骨動脈と内腸骨動脈起始部が閉塞）：入口が腸腰動脈・上殿動脈などで出口が内陰部動脈・上殿動脈・下殿動脈・閉鎖動脈

具体的な吻合という点から整理すると[20]，以下のようになる．
①腰動脈→腸腰動脈・上殿動脈（大動脈と内腸骨動脈）
②左右の外側仙骨動脈 （内腸骨動脈左右の吻合）
③正中仙骨動脈と外側仙骨動脈（大動脈と内腸骨動脈）
④上直腸動脈と中直腸動脈 （大動脈と内腸骨動脈）
⑤内側大腿回旋動脈と下殿動脈または閉鎖動脈（大腿動脈と内腸骨動脈）
⑥外側大腿回旋動脈と上殿動脈（大腿動脈と内腸骨動脈）
⑦深腸骨回旋動脈と上殿動脈・腸腰動脈（内・外腸骨動脈）
⑧腰動脈と深腸骨回旋動脈（大動脈と外腸骨動脈）

また，臨床的に重要である TASC Ⅱ 分類（表9）を参照されたい．

2 下大静脈

下大静脈は，両側の総腸骨静脈が合流（動脈の合流部よりやや下）して形成される．合流部の前面に右総腸骨動脈があり，後面には第5腰椎がある[1]．静脈も動脈と同じように3つに分類して考えることができる．ただし動脈と大きく異なって

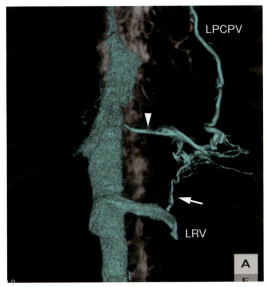

図19 左下横隔静脈・心膜横隔静脈吻合

上大静脈症候群の患者で左上肢から造影剤を注入すると，左心膜横隔静脈(LPCPV)→下横隔静脈→左肝静脈または下大静脈へのルート(矢頭)と途中で左副腎静脈と合流して左腎静脈(LRV)に向かうルート(矢印)の2つが描出される．このように門脈圧亢進症に限らず左下横隔静脈には上下2つのルートが存在する．

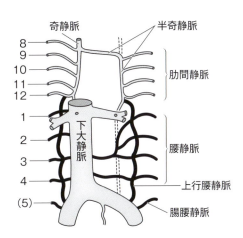

図20 下大静脈と奇静脈・上行腰静脈との関係の模式図

奇静脈と上行腰静脈とではその位置関係が違うことに注意．
(Basmajian JV. Back. Grant's method of anatomy. 9th Edition. p477, Lippincott Williams & Wilkins Company, 1975 より)

いるのは，臓側枝である静脈は直接下大静脈に流入することはないということである．

2.1 壁側枝

最も上から左右の下横隔静脈と腰静脈(L1〜4)である．

右下横隔静脈：流出先は下大静脈右縁．左下横隔静脈のように副腎静脈は合流しない．

左下横隔静脈：流出先が上下2か所あり，上の流入部は左肝静脈または下大静脈左縁で，下の流入部は左腎静脈である(図19)．胃静脈瘤の流出先として臨床的に重要だが，上の流入部は周囲にある腱状横隔膜のため太くなることはないのに対して，下の流入部は容易に拡張してくるといった違いがある．左右の下横隔静脈の間には交通があることもある．

腰静脈は，腰横突起の前方を上下に走行する(両側の総腸骨静脈から頭側に向かう)上行腰静脈を経由しつつ，さらに下大静脈に戻っていく．骨盤部では，両側の腸腰静脈(L5静脈といえる)が該当し，それぞれ総腸骨静脈に流入する(図20)．

2.2 臓側枝

ほかの静脈とは異なり門脈という別な静脈系を作り，肝臓を介して初めて下大静脈に流入して大循環に戻っていく．

2.3 外側枝

副腎・腎・性腺静脈は，両側ともに腎静脈の近傍に集まって下大静脈に流入している．ただし左右差があり，右副腎静脈は下大静脈に合流するのに対して，左副腎静脈は左腎静脈に注ぐ．右性腺静脈は下大静脈に合流するのに対して，左性腺静脈は左腎静脈に注ぐ．

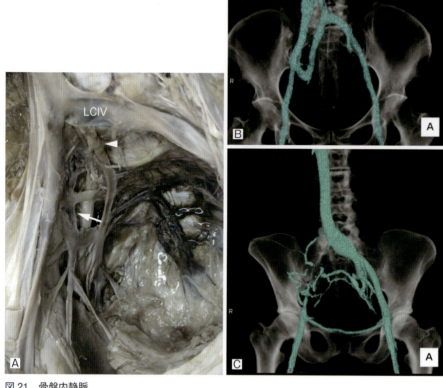

図21 骨盤内静脈
A：解剖例．骨盤内臓器や動脈を除いて骨盤壁の静脈を観察した解剖例．本例では右内腸骨静脈が右総腸骨静脈に注ぐもの(矢印)と左総腸骨静脈(LCIV)に流入するもの(矢頭)の2種類が認められる．
B：骨盤内静脈(3D-CT)．右内腸骨静脈が2本あり，1本が左総腸骨静脈に流入している例である(動脈造影とは異なり造影早期相の画像で静脈の画像を作成することはできない．そこで臓器診断をする際に撮影される静脈相のデータを用い，ワークステーション上で静脈のみを選択して作成していく)．
C：右腸骨静脈閉塞(3D-CT)．右外腸骨から総腸骨静脈にかけて高度狭窄・閉塞がみられる．右大腿静脈の血流は大半が恥骨上の皮静脈を介して左側へ向かっているが，一部は右内腸骨静脈から左内腸骨静脈へ流れている．

2.4 腸骨静脈

総腸骨静脈は内外腸骨静脈が合流して構成されるので，下大静脈には下肢と骨盤のほとんどの血流が流れ込む．腸骨静脈の変異として，重複内腸骨静脈・左総腸骨静脈叢・対側内腸骨静脈合流などの報告がある[21]（図21）．

2.5 発生

下大静脈の異型は，その複雑な発生が関与している．3つの静脈，すなわち posterior cardinal vein（後主静脈），supra cardinal vein（主上静脈），sub cardinal vein（主下静脈）の3つである．

総腸骨静脈以下では後主静脈からなるが，これより上方で腎静脈より下方の静脈のほとんどは，

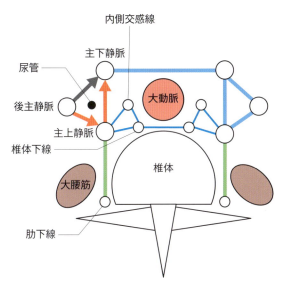

図22 奇静脈・上行腰静脈・下大静脈発生参考図

内側交感線：胸部で奇静脈や半奇静脈を形成する．椎体下線は奇静脈と半奇静脈の左右の吻合路を形成する．肋下線は腰部で上行腰静脈を形成する．一方，下大静脈は下方から，後主静脈→主上静脈→主下静脈の順番で形成される．

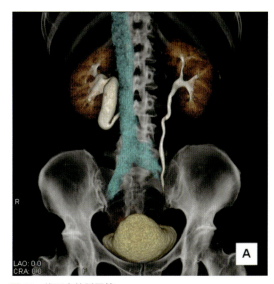

図23 後下大静脈尿管

通常右尿管は下大静脈の背側をくぐることはないが，本例は下大静脈(IVC)の背側を走行(矢印)することで内腔が圧迫されて右水腎症をきたしている．下大静脈が，後主静脈→主下静脈の順番で形成されると尿管が下大静脈の後ろを通過することになる．

右側の主上静脈からなりたっている．右腎静脈を含む下大静脈では右側の主上静脈と主下静脈の吻合枝からなる．

腎静脈より上方は3つからなる．左腎静脈の副腎静脈流入部までは左側の主上静脈と主下静脈の吻合枝からなり，これより上方では右側の主下静脈からなる．肝静脈が流入する部位では，肝臓から発生した部位と吻合する．性腺静脈は主下静脈よりなる．

さて，奇静脈系，すなわち奇静脈・半奇静脈・副半奇静脈・上行腰静脈といった脊柱を上下に走る静脈と椎体の位置との関係を考えてみる．この際には前記の後主・主上・主下静脈だけの模式図では説明がつかないところがあり，Hamilton[22]の模式図が静脈全体の関係を理解するのにより役立つ(図22)．右側にある奇静脈・左側にある副半奇静脈(上)と半奇静脈は，いずれも椎体の前外側を走行し交感神経前よりも前に位置する．つまり，内側交感線に位置する．また，左右の奇静脈が吻合するのは椎体下線を介して行うと考えられる．ところで，上行腰静脈は腰椎と横突起の間を大腰筋に覆われて走行するので，図の肋下線に位置することになる．つまり，奇静脈と上行腰静脈は直接連続しないで，通常，第12肋骨の下方を走行する肋下静脈を介している[23]．また奇静脈から連続する静脈として肋下静脈よりも足側にみられる静脈を腰奇静脈と呼ばれており[24]，これもたしかに上行腰静脈と連続していない．

腎下方の下大静脈の主体が主上静脈ではなく，主下静脈からなると後下大静脈尿管(図23)ができる．比較的よくみかけるものとしては，重複下大静脈(0.2～3%)(図24)や左側下大静脈(0.2～0.5%)がある[25]．

肝部下大静脈欠損・下大静脈奇静脈吻合(absence of the hepatic segment of the IVC with azygos continuation：0.6%[25])(図25)では，腎静脈以下ではIVCは正常または左側か両側にみられるが，これより上方では普通の走行はみられない．肝静脈は上端の下大静脈に流入し，右房へと流れる．一方，本来の下大静脈は奇静脈系に流入して，大動脈裂孔を介して胸腔内へ進入し上大静脈へと流入する[26]．

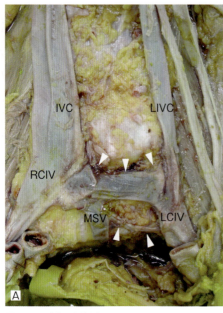
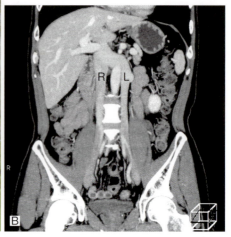

図24 両側下大静脈

A：図6Aの症例と同じ両側下大静脈例．骨盤部で左右の下大静脈が左総腸骨静脈を介して吻合している．正中仙骨静脈（MSV）がこの静脈に流入している．IVC：下大静脈，LIVC：左側下大静脈，RCIV：右総腸骨静脈，LCIV：左総腸骨静脈

B：重複下大静脈（MPR画像）．造影CT画像から作成した冠状断像である．いわゆる3D-CTアンギオグラフィでは血管のみ選択して描出するので周囲臓器は削除されてしまう．そこで単純に冠状断像や矢状断像などいわゆるmulti planar reformation（MPR）画像を作成すれば，立体感こそないが周囲臓器や血管の全体像の概略を把握することができる．本例でも左右の下大静脈が椎体の両側に位置しているのが認められる．R：下大静脈，L：左下大静脈

2.6 閉塞時の側副路

動脈系の閉塞時の側副路の分類と同じようにいろいろな分類があるが，浅層と深層という観点から分類すると以下のようになる[1]．

浅層：大腿静脈→浅腹壁静脈→胸腹壁静脈→外側胸静脈→腋窩静脈

深層：下腹壁静脈→上腹壁静脈→内胸静脈
　　　腸骨回旋静脈→腰静脈
　　　内腸骨静脈→上直腸静脈→下腸間膜静脈
　　　（porto-systemic shunt）
　　　内腸骨静脈→腰静脈・椎体静脈叢，上行腰静脈，左右腎静脈，奇静脈，半奇静脈
　　　子宮静脈→卵巣静脈→腎静脈・下大静脈（女性）（これに対応した男性の精巣静脈を介した側副路の発達をみることはない）

Paganiら[27]は，CTを用いて下記のように分類している．

① central system：両側の総腸骨静脈から始まって上行腰静脈や椎体周囲静脈を介する側副路

② intermediate system：尿管周囲静脈や性腺静脈を介した側副路

③ superficial system：外腸骨静脈から分岐する，腸骨回旋静脈・浅腹壁・下腹壁静脈を介して内胸静脈や外側胸静脈に至る側副路

④ portal system：内腸骨静脈の分枝である下・中直腸静脈と門脈系の上直腸静脈の吻合を介した側副路

Northwayら[28]は，下大静脈を結紮した解剖体を使って造影剤の注入を行い，下大静脈と椎骨静脈との関係を次のようにまとめている．外側仙骨

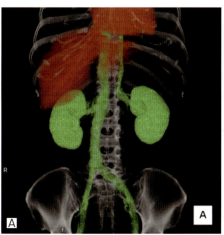 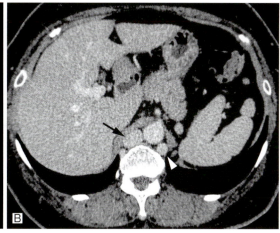

図 25　肝部下大静脈欠損・下大静脈奇静脈吻合
A：3D-CT．左右の総腸骨静脈は合流して下大静脈となるが，右腎静脈が合流してからその位置は内側に向かい奇静脈となって横隔膜の背側に向かっていく．また左腎静脈から頭側の静脈も右側と同じように半奇静脈に連続する．
B：軸位断像．尾状葉の背側には本来あるはずの下大静脈は認められず，下大静脈から連続する奇静脈（矢印）が大動脈の右側を，左腎静脈が流入した静脈は半奇静脈（矢頭）が左に認められる．

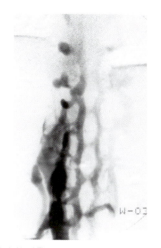

図 26　椎体内静脈叢
下大静脈圧迫に伴う側副路として，上行腰静脈ならびに脊柱管内の椎体内静脈も描出され，あわせて格子状の静脈が認められる．

静脈は前仙骨孔に進入することで内腸骨静脈と椎体内静脈叢と交通ができる．上行腰静脈は総腸骨静脈と下大静脈と交通する一方で，椎体内静脈叢（図 26）とも交通している．このように，椎体の静脈が下大静脈閉塞時の主たる側副路になるのだろうと推察している．

> **Topics　Batson の静脈**
>
> 椎体周囲の静脈の話が出たところで，Batson の論文について触れておくことにする．1940 年に"The function of the vertebral veins and their role in the spread of metastases"という論文[29]を発表したところから，椎骨周囲静脈叢は Batson の静脈といわれる．論文内容は，死体に造影剤を入れてその分布から椎体静脈叢が前立腺癌の骨転移の経路とする仮説を提案したものである．陰茎背静脈から，どろっとした造影剤を入れると腸骨静脈と下大静脈が描出されたのに対して，さらっとした造影剤では下大静脈ではなく，骨盤骨そのものの静脈などが描出され，椎体周囲の静脈や肋間静脈がみられ，ついには頭蓋内の静脈まで認められたというものである．これに動物実験や乳房への造影剤の注入実験なども加わっている．この静脈が本当に前立腺や乳癌の骨転移に関与しているかは議論のあるところであるが，造影 CT の際に上肢の末梢から注入した造影剤が容易に椎体内に入り，硬膜外静脈叢にたどり着くことはよくみられる[30]．

［文献］

1) Hollinshead WH. Anatomy for surgeon：Vol 2；The Thorax, Abdomen, and Pelvis. Paul B. pp357-358, Harper Inc, 1982

2) Warwick R, Williams PL. Angiology. Gray's anatomy. 35th Edition. p667, Longman Group Ltd, 1975

3) Basmajian JV. Posterior abdominal structures. Grant's Method of anatomy. 9th Edition. p238-254, Lippincott Williams & Wilkins Company, 1975

4) 石塚正人．腹腔内臓に分布する動脈に関する解剖学的並びに応用解剖学的研究 第1編 腹腔動脈．鹿児島大学医学雑誌 10：175-185, 1958

5) Adachi B. Das Arteriensystem der Japaner. Band 2. Maruzen, pp42-43, 1928

6) 塚本 登．日本人腹腔内動脈ニ就テ．解剖誌 2：780-829, 1929

7) Steward JA, Rankin FW. Blood supply of the large intestine：its surgical considerations. Arch Surg 26：843-891, 1933

8) 姫井友章．直腸手術上からみた下腸間膜動静脈系に関する研究．岡山医会誌 71：4163-4187, 1959

9) Greig HW, Anson BJ, Coleman SS. The inferior phrenic artery；Types of origin in 850 body-halves and diaphragmatic relationship. Q Bull Northwest Univ Med Sch 25：345-350, 1951

10) Pick JW, Anson BJ. The inferior phrenic artery：Origin and suprarenal branches. Anat Rec 78：413-427, 1940

11) Merklin RJ, Michels NA. The variant renal and suprarenal blood supply with data on the inferior phrenic, ureteral and gonadal arteries：a statistical analysis based on 185 dissections and review of the literature. J Int Coll Surg 29：41-76, 1958

12) Basile A, Tsetis D, Montineri A, et al. MDCT anatomic assessment of right inferior phrenic artery origin related to potential supply to hepatocellular carcinoma and its embolization. Cardiovasc Intervent Radiol 31：349-358, 2008

13) Tanaka R, Ibukuro K, Akita K. The left inferior phrenic artery arising from left hepatic artery or left gastric artery：radiological and anatomical correlation in clinical cases and cadaver dissection. Abdom Imaging 33：328-333, 2008

14) Comtois A, Gorczyca W, Grassino A. Anatomy of diaphragmatic circulation. J Appl Physiol 62：238-244, 1987

15) el Mamoun BA, Demmel U. The lateral branches of the common iliac artery. Surg Radiol Anat 10：161-164, 1988

16) Pillet J, Chevalier JM, Rasomanana D, et al. The principal artery of the psoas major muscle. Surg Radiol Anat 11：33-36. 1989

17) Hardman RL, Lopera JE, Cardan RA, et al. Common and rare collateral pathways in aortoiliac occlusive disease：a pictorial essay. AJR 197：W519-519, 2011

18) Hassen-Khodja R, Batt M, Michetti C, et al. Radiologic anatomy of the anastomotic systems of the internal iliac artery. Surg Radiol Anat 9：135-140, 1987

19) Ratcliffe JF. The arterial anatomy of the adult human lumbar vertebral body：a microarteriographic study. J Anat 131：57-79, 1980

20) Chait A, Moltz A, Nelson JH Jr. The collateral arterial circulation in the pelvis. An angiographic study. Am J Roentgenol Radium Ther Nucl Med 102：392-400, 1968

21) Lotz PR, Seeger JF. Normal variations in iliac venous anatomy. AJR 138：735-738, 1982

22) Hamilton WJ, Mossman HW. Cardio-vascular system. Hamilton, Boyd and Mossman's Human Embryology. 4th edition. p.277-281, W Heffer and Sons Ltd. 1972

23) 佐藤達夫，佐藤健次．泌尿器手術に必要な局所解剖(6)(1)腎臓(E)下大静脈と左腎静脈．臨泌 42：1063-1074, 1988

24) 小倉和子．本邦成人の腰奇静脈 lumber azygos vein について．日医大誌 51：680-706, 1984

25) Bass JE, Redwine MD, Kramer LA, et al. Spectrum of congenital anomalies of the inferior vena cava：cross-sectional imaging findings. Radiographics 20：639-652, 2000

26) Chuang VP, Mena CE, Hoskins PA. Congenital anomalies of the inferior vena cava. Review of embryogenesis and presentation of a simplified classification. Br J Radiol 47：206-213, 1974

27) Pagani JJ, Thomas JL, Bernardino ME. Computed tomographic manifestations of abdominal and pelvic venous collaterals. Radiology 142：415-419, 1982

28) Northway RO, Buxton RW. Ligation of the inferior vena cava. Surgery 18, 85-94, 1945

29) Batson OV. The function of the vertebral veins and their role in the spread of metastases. Ann Surg 112：138-149, 1940

30) Ibukuro K, Fukuda H, Mori K, et al. Topographic anatomy of the vertebral venous system in the thoracic inlet. AJR 176：1059-1065, 2001

各　論

1章 肝臓

1 肝動脈

1.1 肝動脈の分岐形式・分類

Michels の分類[1]を用いた肝動脈の分岐形式を呈示することにする. 多少冗長ではあるが, 解剖症例 200 例の結果に基づく著書から原文を（血管名の省略を使って）引用してみよう. 分類の基本は, 左・右・中肝動脈の 3 本が腹腔動脈から分岐するか否かである.

また, 用語の定義として, replaced（置換）と accessory（副）を合わせて aberrant（変異）という表現をしている. ここでは, そのまま英語表記を使うことにする. replaced とは, 通常あるべき総肝動脈からの左右肝動脈がない場合に, それが別な起始からやってくる場合と定義される. accessory とは, 通常あるべき総肝動脈からの左右肝動脈があり, それに加えて別な起始からくる肝動脈がある場合と定義される.

Type（図 1）

① Type Ⅰ. RHA, LHA and MHA：text book Type and present only in about half of the subjects(55%)：いわゆる教科書的タイプだが約半数しかいない.

② Type Ⅱ. RHA and MHA：LHA replaced from LGA(10%)：左肝動脈が左胃動脈から分岐している.

③ Type Ⅲ. LHA and MHA：RHA replaced from SMA(11%)：右肝動脈が上腸間膜動脈から分岐している.

④ Type Ⅳ. Only MHA：RHA from CA or SMA, LHA replaced from LGA(1%)

⑤ Type Ⅴ. RHA, MHA and LHA – LHA is double, one being an accessory LHA from LGA(8%)：2 本の左肝動脈があり, 1 本は総肝動脈から, 1 本は左胃動脈から.

⑥ Type Ⅵ. RHA, MHA and LHA – RHA is double, one being an accessory RHA from SMA(7%)：2 本の右肝動脈があり, 1 本は総肝動脈から, 1 本は上腸間膜動脈から.

⑦ Type Ⅶ. RHA, MHA and LHA – in addition there is an accessory RHA from SMA and an accessory LHA from LGA (1%)：2 本の左肝動脈（1 本は総肝動脈から, 1 本は左胃動脈）と 2 本の右肝動脈（1 本は総肝動脈から, 1 本は上腸間膜動脈）.

⑧ Type Ⅷ. Combination pattern of
   (a) a replaced RHA and an accessory LHA
   (b) an accessory RHA and a replaced LHA(2 %)

⑨ Type Ⅸ. When the celiac hepatic is absent, the entire hepatic trunk is derived from SMA(4.5%)：総肝動脈は上腸間膜動脈から分岐している.

⑩ Type Ⅹ. When the celiac hepatic is absent, the entire hepatic trunk is derived from LGA(one case)：総肝動脈は左胃動脈から分岐している.

略語の解説

・RHA：right hepatic artery（肝右葉を栄養する右肝動脈）

・MHA：middle hepatic artery（肝左葉内側区を栄養する中肝動脈）

・LHA：left hepatic artery（肝左葉外側区を栄養

1　肝動脈

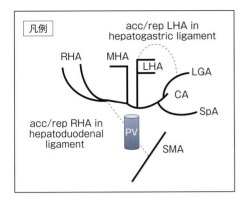

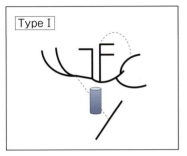
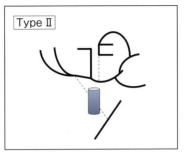
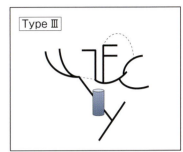
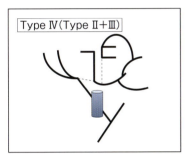
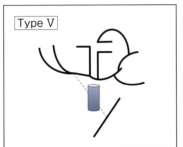
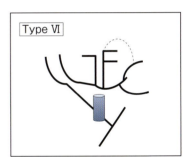
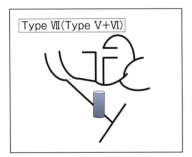
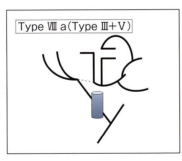
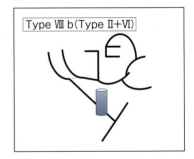
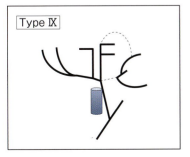
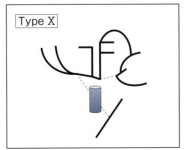
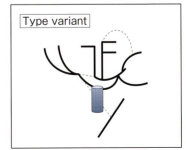

図1　Michelsによる肝動脈分類の模式図

表1　Michels 分類

Type	Ⅰ	Ⅱ	Ⅲ	Ⅳ	Ⅴ	Ⅵ	Ⅶ	Ⅷ	Ⅸ	Ⅹ	variant	症例総数
Michels(%)	55	10	11	1	8	7	1	2	4.5	0.5	-	n=200
Hiatt(%)	75.7	9.7	10.6	2.3	1.5	-	-	-	-	-	0.2	n=1000
Lopez(%)	70	9.7	7.8	3.1	3.9	0.6	0.6	0.3	2.5	0	1	n=1081

する左肝動脈）
・LGA：left gastric artery（左胃動脈）
・CA：celiac artery（腹腔動脈）
・SMA：superior mesenteric artery（上腸間膜動脈）

　上記の分類では Type Ⅱ：置換「左」肝動脈，Ⅲ：置換「右」肝動脈，Ⅳ：置換「両側」肝動脈というように，ある程度規則に沿った分類となっている．

　Michels の分類に基づいて，Hiatt ら[2]は肝切除患者 1,000 例で，また Lopez ら[3]も肝移植患者 1,081 例での報告をしているので，あわせて**表1**に示すことにする．また具体例の Type Ⅰ～Ⅹ の 3D-CT 画像を**図2**に示す．

1.2　肝区域分類

　肝内動脈を語るうえで，肝臓の区域分類についてまとめておきたい．Hjortsjo（1951）[4]の論文タイトルは"the topography of the intrahepatic duct systems"なのだが決して胆管だけの解剖ではなく，内容としては門脈・動脈も含んでいる．しかも corrosion specimen で門脈がどのように分岐をしているのかを中心に解説している．左葉と右葉は主境界裂で分けられており，右葉は背尾側，中間，腹頭側区域の3つに分けられるという（**図3**）．それらを分ける裂を背側区域間裂，腹側区域間裂と呼んでいる．左葉の外側区域も背外側区域と腹外側区域の2つに分かれ，それを分けるのが左区域間裂である．

　一方，Healey ら[5]も同じように corrosion 模型

を使って，lobar fissure, left segment fissure（鎌状靱帯に一致）があることを示し，右葉は right segmental fissure で前後区域に分かれると呈示している（**図4**）．さらに左葉内側・外側・右葉前区域・後区域これらすべてが上下に分かれるとしている．このなかで，右後区域動脈の起始：A7（右後区域上枝）の 12%，A6（右後区域下枝）の 20% が前区域から，A6 の 3% は RHA，右前区域動脈の起始：A8（右前区域上枝）の 10%，A5（右前区域下枝）の 14% が後区域からと記載している（注釈：ここで不思議なのは，何をもって右前区域・後区域と定義したうえで，動脈が前区域から後区域またはその逆になるのかを示したのであろうかということである）．

　Couinaud[6]が"La Presse Médicale"という週2回の刊行物に肝臓を尾側から見上げた図を載せて，尾状葉から反時計方向にⅠ，Ⅱ，…，Ⅷと区分したことにより（**図5**），右葉前区域と後区域には上下を区分する明確に線引きが行われている．ただしその後の論文[7]の正面画像では，ⅥとⅦそしてⅤとⅧの境界は書かれていない．わが国における肝癌取扱い規約[8]では Couinaud 分類を基礎とした肝区域分類を行い，それぞれの区域に番号の名称が付与されている（**図5**）

　ところが Leeuwen ら[9]は 26 例の CT の3次元解析から右葉前区域・後区域ともに横走する境目はなく（**図6**），前区域は前後の対になっていると報告している．Kogure ら[10]も 65 体の解剖体の解析から右葉前区域は，Hjortsjo の区域解剖のように背側と腹側に分けられると報告している（**図7**）．Cho ら[11]は 52 例の CT 解析から，前区域の腹側は中肝静脈に還流し，背側は右肝静脈に還流し

1 肝動脈 27

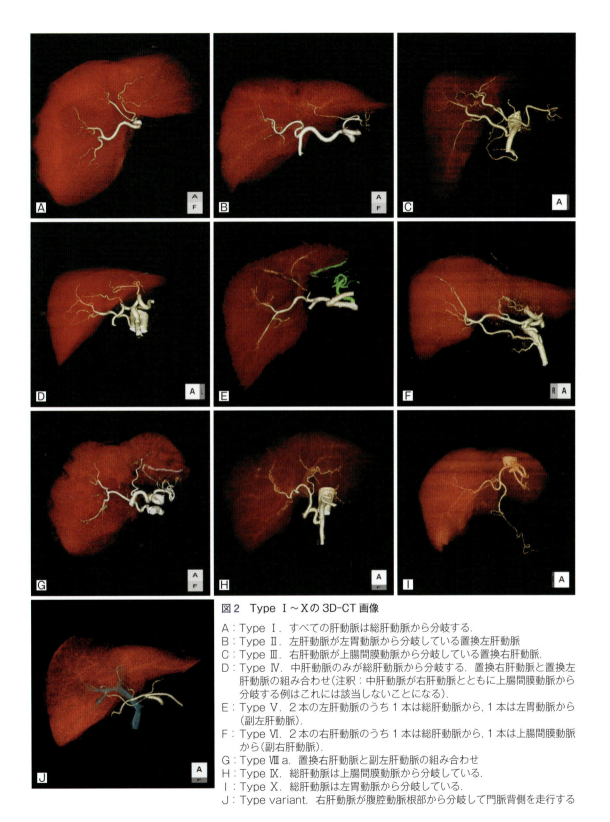

図2 Type I～Xの3D-CT画像

A：Type I．すべての肝動脈は総肝動脈から分岐する．
B：Type II．左肝動脈が左胃動脈から分岐している置換左肝動脈
C：Type III．右肝動脈が上腸間膜動脈から分岐している置換右肝動脈．
D：Type IV．中肝動脈のみが総肝動脈から分岐する．置換右肝動脈と置換左肝動脈の組み合わせ（注釈：中肝動脈が右肝動脈とともに上腸間膜動脈から分岐する例はこれには該当しないことになる）．
E：Type V．2本の左肝動脈のうち1本は総肝動脈から，1本は左胃動脈から（副左肝動脈）．
F：Type VI．2本の右肝動脈のうち1本は総肝動脈から，1本は上腸間膜動脈から（副右肝動脈）．
G：Type VIII a．置換右肝動脈と副左肝動脈の組み合わせ
H：Type IX．総肝動脈は上腸間膜動脈から分岐している．
I：Type X．総肝動脈は左胃動脈から分岐している．
J：Type variant．右肝動脈が腹腔動脈根部から分岐して門脈背側を走行する

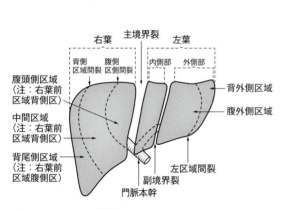

図3 Hjortsjoの模式図

右葉は3つに分かれており，肝右葉前区域は腹側と背側に分かれている

〔Hjortsjo CH. The topography of the intrahepatic duct systems. Acta Anat（Basel）11；599-615, 1951より〕

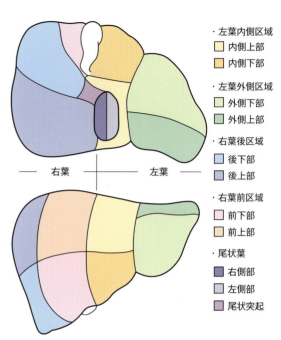

図4 Healeyの模式図

右葉は前後・上下の4つに分かれている．左葉内側区域も上下に分かれている．

（Healey Jr JE, Schroy PC, Sorensen RJ. The intrahepatic distribution of the hepatic artery in man. J Int Coll Surg 20；133-148, 1953より）

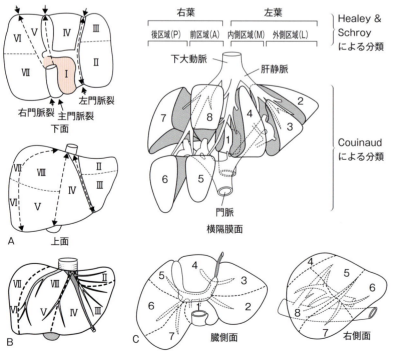

図5 Couinaudの模式図

A：右葉の前区域は上がⅧと下がⅤと番号が振られており，後区域も同様にⅦとⅥとなっている．Healeyと異なるのは左葉内側区域が1つであること．尾状葉も肝区域として加えられている．

（Couinaud C. Lobes et segments hepatiques：notes sur l'architecture anatomique et chirurgicale du foie. Presse Med 62；709-712, 1954より）

B：番号はそのままだが，前図のような上下の境界線は除かれている．

（Couinaud C, Nogueira C. LES VEINES SUS-HÉPATIQUES CHEZ L'HOMME Acta Anatomica 34；84-110, 1958より）

C：肝癌取扱い規約．Couinaudの区域をもとに各区域（正確には亜区域）に番号が振られている．

〔日本肝癌研究会（編）．臨床・病理原発性肝癌取扱い規約．金原出版, 2015より〕

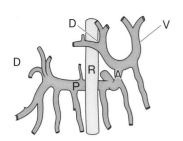

図6 Leewenの模式図
右葉前区域門脈枝は，上が大きく2つに分かれるものの下は数本に分かれている．後区域は数本に分かれていく．
D：背側，V：腹側，P：右後区域枝，A：右前区域枝，R：右肝静脈
(van Leeuwen MS, Noordzij J, Fernandez MA, et al. Portal venous and segmental anatomy of the right hemiliver : observations based on three-dimensional spiral CT renderings. AJR 163；1395-1404, 1994 より)

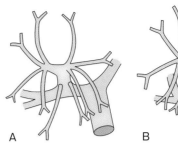

図7 Kogureの模式図
A：左右2分岐タイプ
B：3分岐タイプ
右葉前区域は総じて腹側と背側に分かれ，その後多数の枝に分かれている．
(Kogure K, Kuwano H, Fujimaki N, et al. Reproposal for Hjortsjo's segmental anatomy on the anterior segment in human liver. Arch Surg 137；1118-1124, 2002 より)

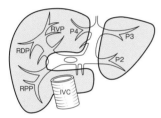

図8 Choの模式図
右葉前区域は背側と腹側枝に分かれるが，左葉がP3とP4に分岐するのと対称となっている．したがって右葉後区域は左葉P2に相応し（実際の成人における区域の大きさでは考えにくいのだが），肝臓は左右対称であるという．
IVC：下大静脈，RPP：右後区域枝，RDP：右前区域背側枝，RVP：右前区域腹側枝
(Cho A, Okazumi S, Miyazawa Y, et al. Proposal for a reclassification of liver based anatomy on portal ramifications. Am J Surg 189；195-199, 2005 より)

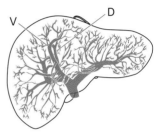

図9 Rexの図
右葉前区域に注目してみると前後の重なりで見づらいところもあるのだが，腹側と背側に大きく分かれている．下に向かってはやや細めの枝が数本分岐しているのがわかる（D：背側枝，V：腹側枝）．
(Rex H. Beitrage zur Morphologie der Saugerleber. Morphol Jb 14；517-619, 1888 より)

ていると報告し，さらに60例のCTAPの解析[12]から前区域門脈枝は腹側枝と背側枝に分けられると報告している（図8）．参考として，1888年に書かれたRex[13]の肝臓の血管図（図9）も供覧するが，これを見ても前区域は大きく腹側・背側に分かれているようにみえるがいかがだろうか．

ただし肝臓に関しては，肝癌取扱い規約の区域分類が基本になるので，あらためてわが国における肝区域名と番号名をまとめておく（表2）．

表2 肝区域名と番号名

		区域	動脈	門脈
尾状葉		S1	A1	P1
左葉	外側上区域	S2	A2	P2
	外側下区域	S3	A3	P3
	内側区域	S4	A4	P4
	内側上区域	S4a	A4a	P4a
	内側下区域	S4b	A4b	P4b
右葉	前下区域	S5	A5	P5
	後上区域	S6	A6	P6
	後下区域	S7	A7	P7
	前上区域	S8	A8	P8

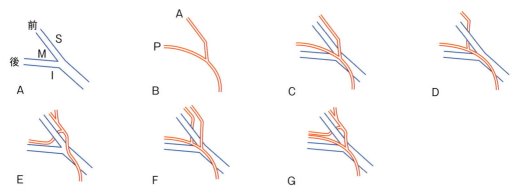

図10 　右肝動脈と右門脈枝との位置関係の模式図
A：右肝動脈前後区域枝が通過するスペースとして，前区域門脈枝の上（S）・前後門脈枝の間（M）・後区域枝の下（I）の3つがある．
B：右肝動脈は前区域動脈枝（A）と後区域動脈枝（P）と表記する．
C：標準型．前区域動脈枝は前区域門脈枝の上を通り，後区域動脈枝は前後門脈枝の間を走行する．
D：置換前区域枝型．本来みられる前区域門脈枝の上には前区域動脈枝はみられない．前区域動脈枝は後区域動脈枝と共通幹をなして前後門脈枝の間を走行した後で上行し，前区域門脈枝に沿って走行する．
E：置換後区域枝型．本来みられる前後門脈枝の間には後区域動脈枝はみられない．後区域動脈枝は前区域動脈枝と共通幹をなして前区域門脈枝の上を走行した後で下行して，後区域門脈枝に沿って走行する．
F：副前区域枝型．本来みられる前区域動脈枝のほかに，後区域動脈枝と共通幹をなして前後門脈枝の間を走行した後で上行する前区域動脈枝がみられる．多くは前者が前区域腹側門脈枝に後者が前区域背側門脈枝に沿って分布するが，必ずしも一致はしない．
G：副後区域枝型．本来みられる後区域門脈枝のほかに，前区域動脈枝と共通幹をなして前区域門脈枝の上を走行した後で下行する後区域動脈枝がみられる．
〔衣袋健司．肝動脈-CTAPとCTAによるFusion画像に基づく肝内動脈枝の解剖．竜 崇正（編）．肝臓の外科解剖第2版．医学書院，p 65-75，2011より〕

ただし規約では，区域は外側区域・内側区域・前区域・後区域・尾状葉であり，Couinaudの区域分類は「亜区域」で，表2に示したような略称は使っていないことに注意してほしい．本書ではこの表の略称を使用する．

2 肝内動脈枝と門脈との位置関係

本項ではさらに末梢の肝門部から肝内にかけての肝動脈の変異について，門脈枝との関係について筆者ら[14, 15]の知見をもとに図説する．その根拠は，発生学的に最初に出現する肝内の脈管は門脈と肝静脈であり，門脈を基準として血管構築を考えるのが妥当と考えたからである．なお，ここで図説する症例はCT during arterial portography（CTAP）とCT arteriography（CTA）から得られた門脈・肝動脈の画像をワークステーション上でfusionしたものを用いている．

2.1 右葉門脈枝と動脈の関係
（図10，11）

前述したように，門脈を基本的構造と考えて肝動脈の走行について考察する．すなわち，右葉門脈の前区域・後区域枝の支配領域をもって前区域・後区域の定義とするので，前区域門脈から後区域門脈が分岐するということは原則ない．

A 標準型（図10C，11B）

前区域動脈枝が前区域門脈枝の上方を，後区域動脈枝が前・後区域門脈枝の間を走行する．これが約半数にみられる肝動脈と門脈の位置関係である．すなわち前・後区域動脈枝はそれぞれの門脈枝の上面を走行する．

B 変異型

通常みられる血管のすべてが別の血管から分岐している場合を「置換型」と表記し，一部の血管のみが別の血管から分岐している場合を「副型」と表記することにする．

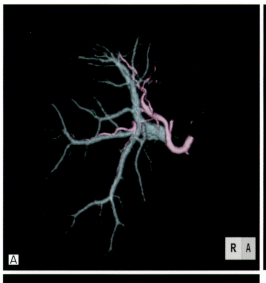
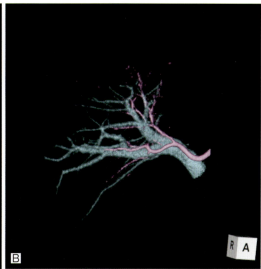
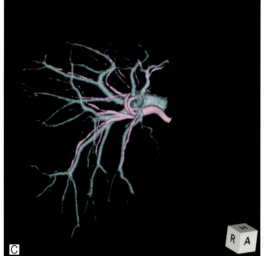

図11 右肝動脈前・後区域枝と門脈との空間的位置関係

A：置換後区域動脈型．右葉後区域枝が本来の位置におらず，前区域枝の背側を回ってから後区域門脈枝に伴行するようになる．
B：標準型．標準的には右肝動脈は右門脈枝のやや頭側に位置している．したがって後区域枝は前区域門脈枝と後区域門脈枝の間を走行することになる．
C：置換前区域動脈型．右葉前区域枝が本来の位置におらず，後区域枝と同じように前区域門脈枝の下面を通った後で前区域門脈枝に伴行するようになる．

(1) 置換型

① **置換前区域動脈型**（図10D, 11C）：右肝動脈が前・後区域門脈枝の間を走行し，その遠位で前区域動脈枝と後区域動脈枝に分岐する．

② **置換後区域動脈型**（図10E, 11A）：右肝動脈が前区域門脈枝の上方を走行し，その遠位で後区域動脈枝と前区域動脈枝に分岐する．つまり標準型でみられる前・後区域門脈枝の間には後区域動脈枝はみられない．

(2) 副型

① **副前区域動脈型**（図10F）：本来の走行をする前区域動脈枝のほかに，後区域動脈枝と共通幹をなす副前区域動脈枝が存在する．多くの場合，標準型の走行をする前区域動脈枝は前区域「腹側」枝に伴行し，後区域動脈枝と共通幹をなす副前区域動脈枝は前区域「背側」枝に伴行する．

② **副後区域動脈型**（図10G）：本来の走行をする後区域動脈枝のほかに，前区域動脈枝と共通幹をなして前区域門脈枝の上方を走行し，上から回り込む副後区域動脈枝が存在する．

(3) 特殊型（図12）

稀ではあるが，右葉後区域枝が門脈左枝の左側を回ってから右葉に向かう症例がある（図12）．

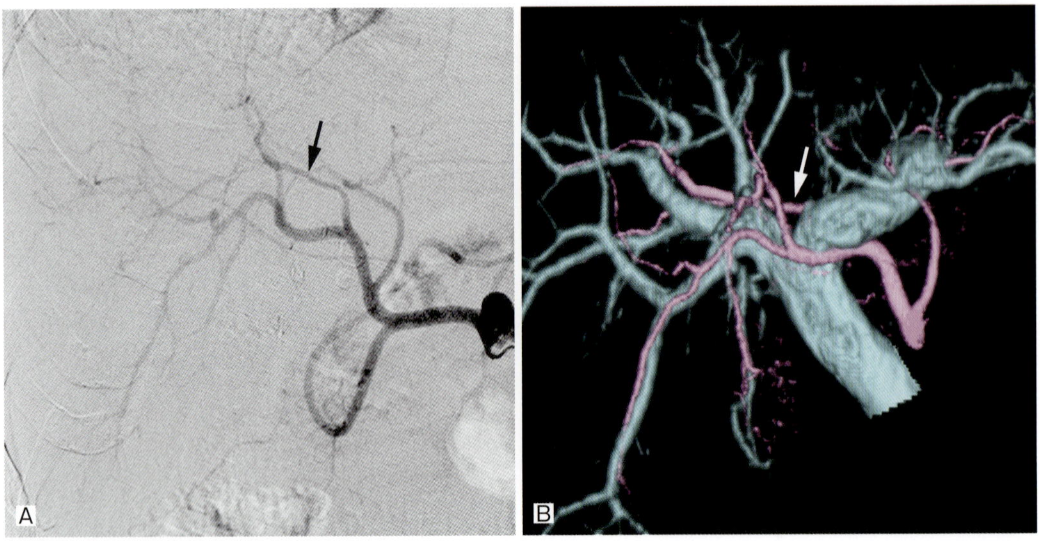

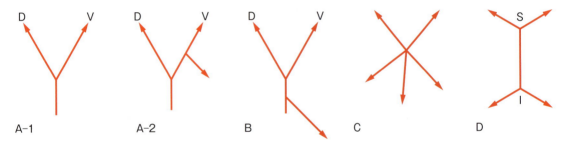

図12 右後区域動脈が門脈左枝の左を回る例
右後区域動脈(矢印)が門脈左枝のさらに左側を回ってから後区域門脈枝に向かう稀な例．門脈・動脈癒合画像(B)では位置関係がわかるが，血管造影(A)だけでは全く門脈との関係が想像できず，その分岐の位置から右後区域枝とは考えられず，むしろ中肝動脈または尾状葉枝と捉えられるかもしれない．

図13 肝右葉前区域動脈枝分類の模式図
A：DV 型．前区域動脈枝が腹側幹(V)と背側幹(D)に分岐するタイプ(A-1)．どちらからも尾側に向かう枝が少なからずみられるが，特にどちらかの下枝が明らかに優位な場合もある(A-2)．
B：DVI 型．前区域動脈枝が腹側幹(V)と背側幹(D)に分岐するのに加えて，前区域動脈本幹から尾側に向かう枝がみられるタイプ．
C：多分岐型．腹側背側とも上下とも分類できない．
D：上下2分岐型．上下幹に分岐するタイプ．S：上幹，I：下幹
〔衣袋健司．肝動脈-CTAP と CTA による Fusion 画像に基づく肝内動脈枝の解剖．竜 崇正(編)．肝臓の外科解剖第2版．医学書院，p 65-75，2011 より〕

2.2 右葉前区域における門脈と動脈(図13)

前述したように，右葉前区域を上・下に2分すべきなのか，腹側・背側(前後)に区分すべきか，議論があるところだが，筆者ら[15]が形態や門脈の太さなどを考慮して観察してみたところ，基本的には門脈前区域枝は腹側・背側に分かれ，その末梢で上下に分岐するタイプが多くみられた．

通常正面から撮影する肝動脈造影では，前後に重なる前区域の背側・腹側枝の存在は認識されにくく，上下の枝は容易に識別可能であるために，あたかも上下2区域があるようにみえる．しかし，門脈・肝動脈を同時に3次元で観察すると，

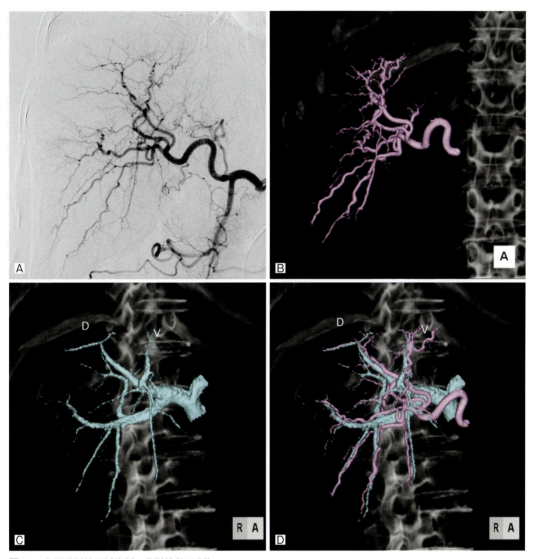

図14　右肝動脈前区域腹側・背側枝(DV型)
A, B：血管造影像と3D画像を正面から見たものを提示する．
C, D：3D画像の右前斜位で，右葉前区域の門脈枝と動脈門脈癒合画像を提示する．
門脈像から右葉前区域は腹側(V)・背側(D)に大きく分かれているのが確認できる．動脈も同じように腹側と背側の2本があり同じように分岐している．すなわち門脈も動脈も「背・腹側幹型」となる．ちなみに背側枝は前区域門脈枝の下方を通っているので，「副前区域動脈」ということになる(本文参照)．

多くの症例で前区域脈動脈・門脈は背腹に分岐して，その後に上下に分岐する．そこで門脈・肝動脈合成した立体画像を観察して，以下のようにまず形態的に門脈と動脈の分類を試み，その頻度を算出した[14, 15]．
① 背・腹側幹型(DV型)（図13A, 14）：前区域枝が背・腹側枝に2分岐するタイプである．ただし，分岐した後で下枝がみられることもある．この型においても前区域本幹から背・腹側幹＋下枝型のように細い枝がみられる場合もあるが，背側または腹側枝に比べて細い場合とする(門脈で約30％，動脈で約50％)．
② 背・腹側幹＋下枝型(DVI型)（図13B, 15）：前区域枝が上記の背・腹側枝とは別に下枝が前区

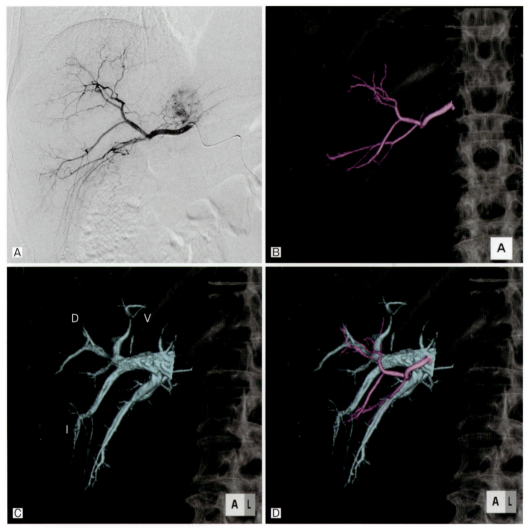

図15　右肝動脈前区域腹側・背側枝・下枝(DVI型)
A, B：血管造影像と3D画像を正面から見たものを提示する.
C, D：3D画像の左前斜位で，右葉前区域の門脈枝と動脈門脈癒合画像を提示する.
右前区域枝は上下に分かれたのち上の枝はすぐに2本に分かれている．これを門脈で見てみると上2本はやはり腹側・背側に分かれており，下方へ向かう枝とほぼ同じ太さであることがわかる．すなわち「背・腹側幹＋下枝型」に分類される．

域の本幹から分岐しているタイプである．ただし，この下枝の太さは背・腹側枝の共通幹部（下枝より末梢の部分）に比べて細いものの，腹側または背側枝とほぼ同じ程度である（門脈で約30%，動脈で約20%）．
③ **多分岐型**(図13C)：前区域枝から分岐する枝が多数あり，背腹・上下とは分類できない（注釈：背側・腹側区域の定義をそれぞれ右肝静脈・中肝静脈に還流する領域という定義をすれば，背側・腹側枝に分類することは可能となるが，ここでは形態的な分類を優先する）（門脈で約40%，動脈で約20%）．
④ **上下2分岐型**(図13D)：上下2分枝の太さがほぼ同じであるものとする．また実際には上下に分かれた後に背側・腹側に分岐するタイプが多い（門脈で約5%，動脈で約5%）．

　必ずしも門脈の分岐形式が動脈と一致することはなく，門脈多分岐でも動脈から見ると背側・腹

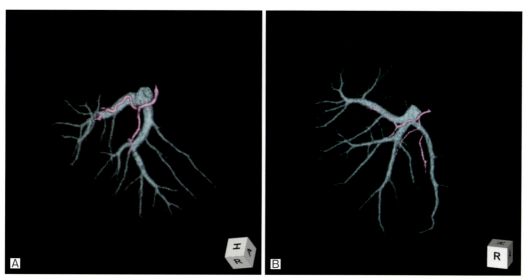

図16　右肝動脈後区域枝と門脈との空間的位置関係
A：後区域が動脈と門脈ともに2本に分かれていると考えられる
B：後区域が動脈と門脈ともに多数(本例では3本)に分かれていると考えられる

側に分かれる場合が多くみられる．

2.3　右葉後区域における門脈と動脈

門脈分岐と動脈による分類：ここでは，形態的に門脈や動脈が2分岐するか否かと，動脈分岐との組み合わせで分類する．

① 後区域門脈枝2分岐・動脈2分岐型(図16A)：後区域の門脈も動脈もほぼ同じ太さの2本に分岐するタイプで約30％程度にみられる．

② 後区域門脈枝多分岐・動脈2分岐型：門脈後区域枝の主幹が弓なりに背側上方に向かいつつ枝を分岐するのに対して，後区域動脈はほぼ同じ太さ2本の動脈に分岐するタイプで約10％前後にみられる．

③ 後区域門脈枝多分岐・動脈多分岐型(図16B)：後区域門脈も動脈も背側上方に向かいながら枝を分岐してゆくタイプで約60％程度にみられる．

2.4　肝左葉における門脈と動脈 (図17)

中肝動脈が肝左葉内側区域の栄養血管であるの

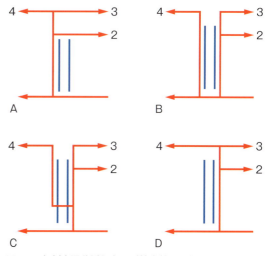

図17　左(中)肝動脈と左門脈枝本幹との位置関係の模式図

A：中肝動脈単独分岐型．門脈左枝本幹右側に位置する1本の動脈から左葉内側・外側区域が栄養される．
B：中・左肝動脈独立分岐型．門脈左枝本幹右側の動脈(中肝動脈)と左側の動脈(左肝動脈)の2本が存在し，それぞれ主として内側区域と外側区域を栄養する．
C：中・左肝動脈共通幹型．左肝動脈から中肝動脈が途中で分岐し，通常門脈左枝の腹側を横切って左葉内側区域に達する．
D：左肝動脈単独分岐型．門脈左枝本幹左側の1本の動脈から左葉内側・外側区域が栄養される．

〔衣袋健司．動脈-CTAPとCTAによるFusion画像に基づく肝内動脈枝の解剖．竜 崇正(編)．肝臓の外科解剖第2版．医学書院，p 65-75，2011 より〕

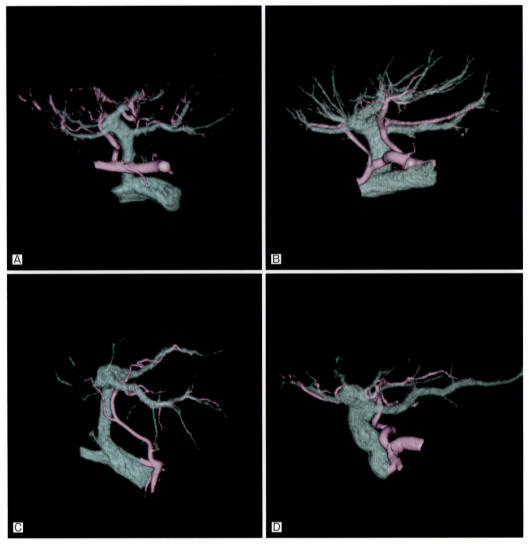

図18　左・中肝動脈と門脈との空間的位置関係
門脈左枝と動脈の位置関係で中肝動脈と左肝動脈を定義した分類．
A：門脈左枝よりも右側で分岐する中肝動脈のみで左葉が栄養されている．
B：中肝動脈・左肝動脈の2本から左葉が栄養されている．
C：左肝動脈の途中で内側区域に向かう枝が分岐しているタイプ
D：門脈左枝よりも左側で分岐する左肝動脈のみで左葉が栄養されている．

に対して，左肝動脈は肝左葉外側区域のみならず左葉全体の栄養血管という意味で用いられる場合もある．本項では，固有肝動脈から分岐する動脈の中枢側が門脈左枝に対して右側に位置する血管を中肝動脈，左側に位置する血管を左肝動脈と定義して考察してみる（図18）[16]．

① **中・左肝動脈独立分岐型**（図18B）：約40％．

中肝動脈が門脈左枝の右側，左肝動脈が門脈左枝の左側を別々に走行する．中肝動脈は内側区域，左肝動脈は外側区域を灌流するものが多いが，左肝動脈が内側区域の一部や中肝動脈が外側区域の一部も栄養することもある．

② **左肝動脈単独分岐型**（図18D）：約30％．

左肝動脈のみが門脈左枝の左側に存在し，そのまま上行して左葉内側・外側区域枝に分岐する．

③ **左肝動脈分岐型**（図18C）：約30％．

門脈左枝の左側にあった動脈（左肝動脈と定義）が上行する途中で，一部は門脈左枝の右側に向かう．つまり左肝動脈全体が門脈左枝の右側に変位する（中肝動脈化）場合と，内側区域を栄養する動脈が分岐して門脈左枝の右側に位置し，本幹はそのまま左側に位置する場合の2種類がある．

④ **中肝動脈単独分岐型**（図18A）：ほかのタイプに比べて稀．

中肝動脈のみが門脈左枝の右側に存在し，そのまま上行して左葉内側・外側区域枝にそれぞれ分岐する．

さらに A2，A3，A4 が，中または左肝動脈からそれぞれどのような分岐をしながら分かれていくかで分類することもできる．

2.5 尾状葉枝

血管造影上で尾状葉であることを判別するのは比較的容易で，尾状葉そのものの右縁は肝臓内だが，左縁は円弧を描いて明瞭に識別される（図19）．もちろん今ではフラットパネル-CT を用いれば，その血管の支配領域を確実に診断することが可能である．

Michels[2] は50例の解剖例から，尾状葉枝の起始は右肝動脈（60%），左右肝動脈（14%），中肝動脈（6%），左右中肝動脈（4%），右・中肝動脈（8%），中・左肝動脈（2%）と報告した．同じく鈴木の解剖例[17] では，尾状葉枝は右後区域・左肝動脈（29.2%），右後区域・中肝動脈（28.2%），右後区域・中・左肝動脈（21.9%），右後区域・左肝動脈（10.4%）から分岐し，右肝動脈のみは少ない．

宮山らの血管造影での研究では，尾状葉枝の出現頻度は106例中90例84.9%[18]で，その内訳は，1本（右肝動脈：68例，中肝動脈：4例，左肝動脈：2例，胃十二指腸動脈：1例），2本（右肝動脈：7例，左右肝動脈：4例，右・中肝動脈：2例，左肝動脈：1例）であった．

3 肝内外の肝動脈吻合（側副路形成の解剖）

3.1 肝動脈間吻合

肝動脈の吻合について，Michels[1] は右肝動脈の尾状葉枝から小枝状の血管が分岐して，左・中肝動脈の枝と吻合しているのがみられることを記載している．この細かな「傍肝吻合」は Glisson 鞘内であり，外科的にはわからない．また肝動脈の「肝外吻合」としては，右肝動脈と左・中肝動脈との吻合や右肝動脈同士などが記載されているものの頻度の記載がない．

筆者ら[19] が720例の血管造影を対象として，Michels の肝動脈分類と左右肝動脈間の交通枝の関係について調べたところ，10例（1.3%）に交通枝がみられ，そのうち8例は Type Ⅲ（右肝動脈が上腸間膜動脈から分岐するタイプ）であった．そのほかは Type Ⅳ，Ⅷa であり，通常みられるType Ⅰ では交通枝はみられなかった．すなわち上腸間膜動脈から分岐する右肝動脈と腹腔動脈から分岐する，中または左肝動脈との間に交通枝がみられる頻度が高かった（図20A）．

上記の交通枝は吻合枝としては「太い血管」だが，これに対して Stapleton[20] らは19体の鋳型標本を用いてもっと「細い血管」レベル（図20B）で左右肝動脈と尾状葉との関係を次のように報告している．尾状葉枝には2つのパターンすなわちアーケードタイプ（n=4）と枝状タイプ（n=5）があり，前者は左右肝管合流部の頭側に沿った血管がみられ，それは左右肝動脈から出るほぼ同じ径の血管が癒合した形態をとり，肝管に栄養動脈を分枝している．ここで左右の肝動脈が吻合するわけである．これに対して後者は左右肝動脈から別々に尾状葉に枝を出すタイプであるという．

臨床的には，Tohma ら[21] はバルーンカテーテルで左または右肝動脈を閉塞することによって，また Oshiro ら[22] は CTA を行った症例の解析から左右肝動脈間の吻合枝がみられたと報告している．

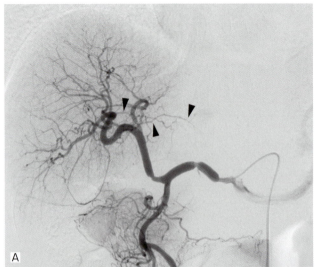
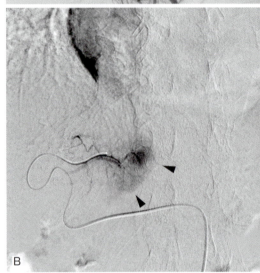
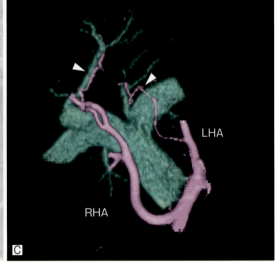

図19 尾状葉枝
A：DSA．腔動脈造影．尾状葉枝を正確に見つけるにはフラットパネルを用いた3D-アンギオグラフィを作成する方法が，よいが多少時間がかかる．尾状葉に向かう横走する枝を見つけることで，右肝動脈からの枝(矢頭)を見つけることができる場合が多い．
B：DSA．選択的尾状葉動脈造影．尾状葉の左縁は辺縁が左側に凸となっているのでフラットパネルCTで確認せずとも尾状葉枝にカテーテルが入っていることが認識できる．
C：3D-CT(A, Bとは別症例)．CTAPとCTHAによる画像から作成．尾状葉の門脈枝を同定することは比較的容易だが，動脈は細いので同定するのはやや難しい．本例では左右肝動脈から分岐する尾状葉枝(矢頭)がそれぞれ描出されている．LHA：左肝動脈，RHA：右肝動脈

3.2 靱帯・間膜を介する動脈

3.2.1 鎌状靱帯

Sappey[23]が鎌状靱帯の静脈は上下2系統あることを報告したことは門脈の項で述べるので，こ こでは同名動脈に関して概説する．

(1) 上鎌状靱帯動脈

肝細胞癌が内胸動脈から栄養されている例は，Kim[24]が1995年に内胸動脈を塞栓した肝細胞癌症例2例を報告した後，Nakai[25]らが2001年に10例(1例は両側，1例は左内胸動脈，8例は右内胸

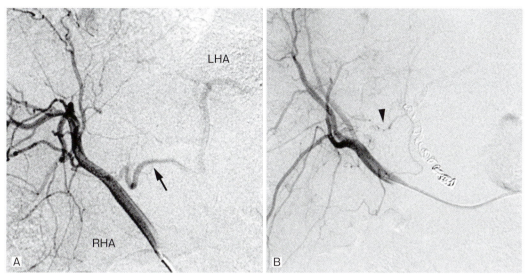

図20　左右肝動脈交通枝（DSA）
A：太い交通枝．多くは置換右肝動脈と左肝動脈との間などに認められる（矢印）．これがはっきりと認められる場合などでは，肝血流変更術を安心して行うことができる．LHA：左肝動脈，RHA：右肝動脈
B：細い交通枝．左肝動脈を塞栓した後で右肝動脈造影を行ったところ，細かな血管が左肝動脈の末梢枝との間に認められる（矢頭）．

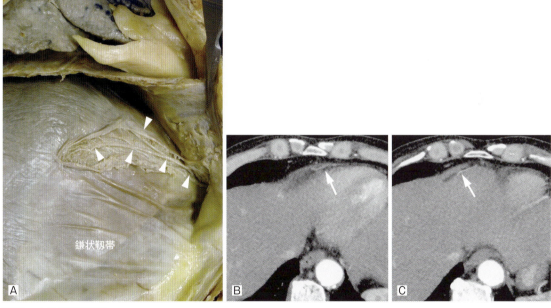

図21　上鎌状靱帯動脈
A：解剖例．前腹壁正中部から鎌状靱帯の上縁に沿って肝表面に向かう血管（矢頭）が認められる．
B：造影CT．肝表面の前上面に向かう血管（矢印）が描出されており，上鎌状靱帯動脈に相当すると考えられる．

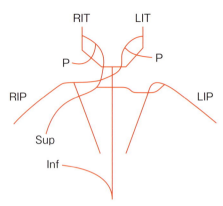

図22 上鎌状靱帯動脈・内胸動脈・下横隔動脈吻合の模式図
RIT：右内胸動脈，LIT：左内胸動脈，P：心膜周囲脂肪織，RIP：右下横隔動脈，LIP：左下横隔動脈，Sup：上鎌状靱帯動脈，Inf：肝鎌状靱帯動脈

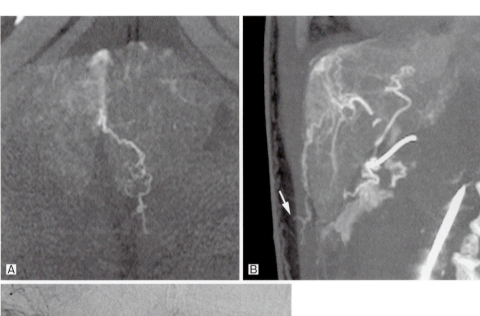

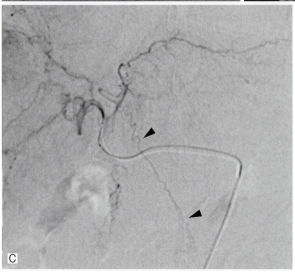

図23 肝鎌状靱帯動脈

固有肝動脈にカテーテルを留置して造影したCTHAと血管造影．
A，B：CTHAから作成したMIP画像の正面像(A)と側面像(B)．血管造影と同じように正中に向かう枝がみられ，側面像でみるとその末梢(矢印)は腹直筋を越えて皮下まで伸びているのがわかる．
C：血管造影のやや遅めの相だが，左肝動脈から多少蛇行しながら正中へ向かう血管(矢頭)が認められ，肝鎌状靱帯動脈であることがわかる．

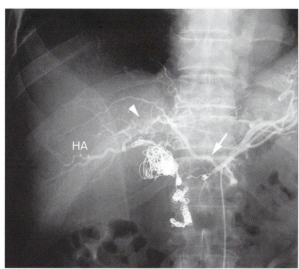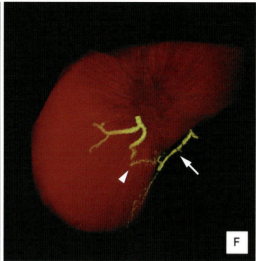

図24　下横隔動脈を介した肝動脈への血流

肝動脈瘤をコイル塞栓したところ，完全に固有肝動脈が閉塞した．左胃動脈と右下横隔動脈（矢印）の共通幹を造影をしたところ，肝内枝が描出されており，肝背側面を介した側副路（矢頭）が発達して肝内動脈血流が保たれていると考えられる．
HA：肝動脈

動脈塞栓）報告をしている．その後Kimらが症例の集積を行って2008年に38例の報告をし，そのなかで内胸動脈の分枝について筋横隔動脈・上腹壁動脈・前肋間動脈，そして横隔枝という記載をしている．

　実際に筆者らが解剖を行った所見[26]をまとめると，内胸動脈の末梢は筋横隔動脈と上腹壁動脈に加えて2本の鎌状靱帯を走行する血管が存在し，1本は深部に向かい（深枝），1本は内側に向かって剣状突起の前で左右が吻合しさらに下行していく（浅枝）．深枝は（左右必ずしも存在しないが）鎌状靱帯の上縁に達し方向を右側に変えて肝臓の表面に達し（図21），肝臓の血管と吻合していることが肉眼解剖でも確認できる．この血管を「上鎌状靱帯動脈」と命名する．この血管は，横隔膜は貫通するが，横隔膜を介した肝細胞癌への栄養動脈ではないので横隔膜枝というのは正しくない．また，この枝は左右下横隔動脈と吻合するために，左右下横隔動脈が肝細胞癌の栄養血管となりうる（図22）．

（2）肝鎌状靱帯動脈（下鎌状靱帯動脈）

　浅枝は，Nordenson[27]の記載したとおりに鎌状靱帯付着部にある脂肪内を下行する．この血管を横隔膜より足側のレベルでは「腹膜前脂肪内動脈」と命名するとして，これは途中で肝動脈由来の鎌状靱帯動脈いわゆる肝鎌状靱帯動脈と吻合する．さらに，これらはこの脂肪組織の前にある両側腹直筋の内側部である白線を貫通して皮膚にも枝を分岐している（図23）．これが肝鎌状靱帯動脈に抗がん剤を注入する際に皮膚炎の原因となる[28]．

　Michels[1]の図譜のなかで鎌状靱帯動脈の記載があるものは55例中38例（68%）である．Songら[29]の報告では，DSAを行った肝細胞癌患者250例の中129例（51.6%）で肝鎌状靱帯動脈が確認されており，その起始部はA4が最も多く88例（68.2%），次いでA3で22例（17%）であり，A2からは分岐していないという．

3.2.2　冠状靱帯

　Segallら[30]は，バリウムの注入標本で肝動脈の末梢は肝表面に達し複雑な血管網を作っていると報告し，肝動脈と下横隔動脈は吻合していることも証明している．また，Reimannら[31]も，下横隔動脈と肝動脈が吻合していることを鋳型標本で確

表3　間膜・靱帯を介する肝内・肝外動脈

	主たる肝内動脈	肝外動脈
肝鎌状靱帯	左肝動脈	鎌状靱帯動脈(内胸動脈, 下横隔動脈)
右冠状靱帯	右肝動脈後区域・尾状葉枝	右下横隔動脈
肝胃間膜	左肝動脈	副左胃動脈・副左肝動脈・副左下横隔動脈
肝十二指腸間膜	肝動脈	右胃動脈・胆管動脈・上十二指腸動脈

表4　Charnsangavej らの分類

A. 肝内側副路
　1. 傍血管
　2. 葉間・区域間
　3. 葉内・区域内
B. 肝外側副路
　1. 膵十二指腸アーケード
　2. 傍門脈
　　a. 後十二指腸・上十二指腸
　　b. 総胆管側副路
　　c. 胆嚢動脈
　　d. 背側膵動脈
　　e. 無名の動脈
　3. 左胃動脈(LGA)
　4. 下横隔動脈(IPA)
　5. 右傍結腸溝：右または中結腸動脈
　6. 大網動脈
　7. 内胸動脈：上腹壁動脈
　8. 肋間・腰動脈
　9. 右腎動脈被膜枝

認しており, 右下横隔動脈の関与が一番多いという. 臨床的には, この吻合を介して, 肝右葉後面に接する肝細胞癌への右下横隔動脈である栄養血管や, 肝動脈閉塞時の下横隔動脈と肝動脈との吻合がみられる(**図24**).

3.2.3 ▎小網(肝胃間膜・肝十二指腸間膜)

肝胃間膜を走行する動脈としては, 副左肝動脈・副左胃動脈・副左下横隔動脈などがある. また肝十二指腸間膜を走行する動脈として, 総肝動脈以外の血管としては総胆管動脈(69頁参照)・上十二指腸動脈(118頁参照)・右胃動脈(111頁参照)などが挙げられる.

3.3　肝動脈閉塞時の側副路

本来は肝臓を栄養していない肝外動脈が肝動脈と交通するためには, 前述の靱帯・間膜部分を介することとなる(**表3**). 肝動脈の側副路に関して解剖学的に解説したのは Michels[1] であり, 実際に肝動脈塞栓術後にきたす肝外性の血管について血管造影上で分類したのは, Charnsangavej ら[33]である(**表4**).

4　肝内門脈

4.1　肝内門脈枝

Inoue ら[34] は経皮的門脈造影を行った 175 例を

Topics ▎肝臓の被膜血管

固定された解剖体でも肝動脈からバリウムを注入してみると, 肝表面近くの肝動脈から肝表面に向かって垂直に向かう血管がみられ, 表面では網の目のようになっているのが観察できる(**図25**). 肉眼的にも肝外血管由来の細かな血管が肝内に入っていくのが観察される[32].

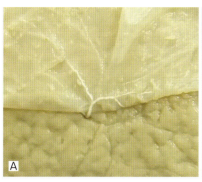
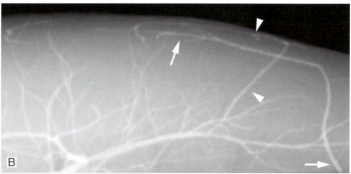

図25 肝被膜血管
肝動脈からバリウムを注入して撮影した.
A：肝内から被膜に向かって肝被膜動脈が分岐しているのが観察できる.
B：肝臓の表面近くの構造；末梢の肝動脈から被膜に向かって血管（矢印と矢頭の2本）が分岐していることが確認される.

もとに左右門脈の分岐形態を次のように分類した.

① Type Ⅰ（図26A）：左右2分岐が129例73.7%.
② Type Ⅱ（図26B）：左・右前・右後の3分岐が38例21.7%.
③ Type Ⅲ（図26C）：右後区域枝先行分岐が8例4.6%.

Yamaneら[35]も25体の鋳型標本で上記の分類を行い，それぞれ20例（80%），3例（12%），2例（8%）であったという.

右前区域については，Yamaneらは，P8+P5：2例（8%），Ant-P8+Post-P8+P5：21例（84%），P8複数+P5：2例（8%）であるという．このなかでP5はP8に比べて80%で細いと述べている（註釈：ここでいうAnt-P8は前区域腹側枝に相当し，Post-P8は前区域背側枝に相当する）．Inoueらは，173例中93例（53.8%）で上下に分かれた後で腹側と背側に2分すると報告している．残りは上下に2分岐するのではなく，下腹側・下背側・上腹側・上背側の4本が分岐しているとされている．

右後区域について，YamaneらはP6+7の2分岐は36%であったのに対して，複数本の後区域枝に分かれたものは64%であったと報告している．Inoueらも，P6+7の2分岐は59.2%であったのに対して，複数は41.8%であったと報告している．すなわち後区域枝が2分岐するS6・S7に2分される割合は半数程度であることがわかる.

このように，前区域・後区域ともに上下に2分される区域は半数程度にとどまり，前区域を腹側・背側と分けた区域分類のほうが，より血管としては現実的と考えられる．この観点から，さらに前区域門脈枝の腹側枝と背側枝を分類することも可能である（図27）.

右に比べて門脈左枝は比較的恒常的な分岐を示し，InoueらはP2分岐後にP3とP4に分岐するというタイプが151例（94.4%）であった．このほかはP2+P3が分岐するというパターンである．

4.2 門脈左枝欠損

Fraserら（1990）[36]は，超音波検査で18,550例中17例にて門脈左枝水平部欠損（図28）を認めている．この破格を知らずに肝右葉切除を行うと左葉への門脈血流が途絶する恐れがあることから，Couinaudはmost dangerous Typeと名づけている．この亜型は，Absence de la bifurcation porte（absence of portal vein bifurcation）[37], congenital absence of the horizontal portion of the left portal vein[38], absence of bifurcation of the portal vein[39], absence of extrahepatic left portal vein[40]などいろいろな呼びかたをされているがすべて同じである．

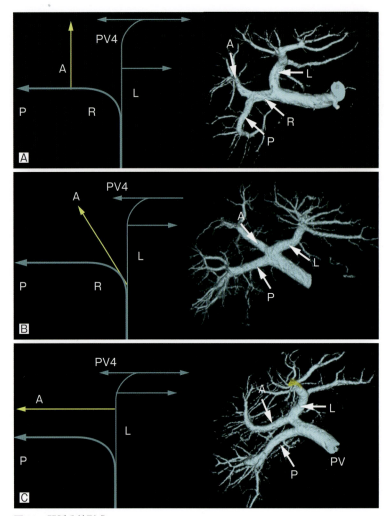

図26　門脈分岐形式
A：TypeⅠ．左右2分岐型．
B：TypeⅡ．左・右前・右後の3分岐型．
C：TypeⅢ．右後区域枝先行分岐型．このタイプは右肝円索の症例で多くみられるが，通常は少ない．
R：門脈右枝，L：門脈左枝，P：後区域枝，A：前区域枝，PV4：左内側区域門脈

　CTでは，通常みられる肝門部から直接左葉に向かう門脈左枝が欠損しているために，右前区域門脈枝から左葉内側区域を右から左に横切る脈管が「肝内」に認められ，これによって左葉の門脈血流が保たれている．似たような形態をとるケースとして，門脈本幹が大きく右に偏位してから右後区域・右前区域と分岐して「肝外」を走行して左葉に入る症例がみられる．

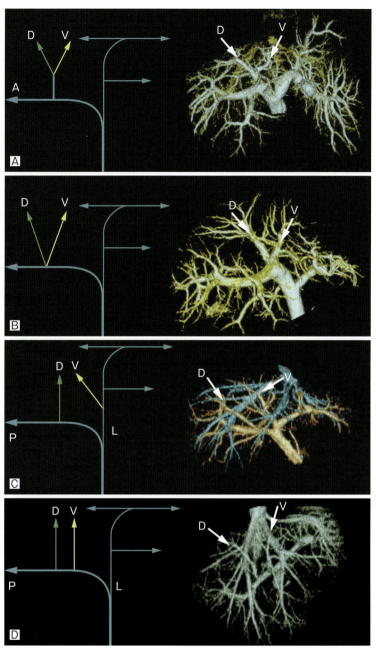

図27 前区域門脈腹側・背側枝の配置分類（右葉前区域は背側と腹側からなるという観点から分類）

A：両者が共通幹を有してから分岐するタイプ（Y字型）．
B：両者が同時に分岐するタイプ（V字型）．
C：背側枝が右門脈枝から，腹側枝が左門脈枝からそれぞれ別々に分岐するタイプ．
D：両者が別々に分岐するタイプ．
　　A：前区域枝，D：背側枝，V：腹側枝，P：後区域枝，L：門脈左枝

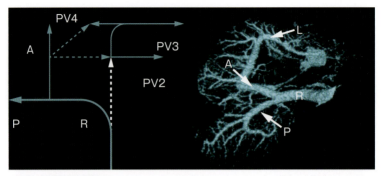

図28 門脈左枝欠損
右後区域門脈枝先行分岐型のようにもみえるが，肝門部に左門脈枝はなく，右葉前区域から肝内を横走する門脈があり左葉に向かっている．万が一，門脈右枝を結紮すると肝内門脈血流がすべて途絶えることから，危険な門脈型と称されている．
本来は白破線矢印で構成される門脈が，青破線矢印で構成されることによって肝門部に左枝がみられない．
R：門脈右枝，L：門脈左枝，P：後区域枝，A：前区域枝
PV4：左内側区域門脈，PV2：左外側上区域門脈枝，PV3：左外側下区域門脈枝

4.3 右肝円索

　右肝円索とは従来「左側胆嚢」として報告されていたが，胆嚢の位置異常ではなく本来肝内門脈「左」枝に合流する肝円索が「右」枝に合流（図29）していることがこのanomalyの本質である[41]．しかも右肝円索が合流する部位は，右葉前区域門脈枝の背腹側枝分岐部に位置すると考えられる．これは通常の肝円索が合流する部位が，門脈左枝のP3とP4の間であることを考えたときに，正常例（左肝円索）と右肝円索症例とでは中肝静脈をはさんで肝円索が合流する部位は，左右対称であることがわかる[42]．

5　肝静脈

　右肝静脈・中肝静脈・左肝静脈の3本が基本的にみられ，それぞれ右葉前・後区域の境界，Cantlie線（左葉・右葉の境界），左外側区域内を走行して後2者は共通幹をなすことが多い．Nakamura[43]らは剖検肝を用いて，肝静脈の解剖について外科医の視点から下記のように分類を行っている．

5.1 右肝静脈

　肝静脈を血流遮断または結紮する際に，下大静脈からどれだけ距離がとれるかという観点から流入部に関して5型に分類している（表5）．
　また，右葉後区域，特にS6の還流を考え下記の分類もある（図30）．
① Type 1：(n=32, 38.6％)；右下肝静脈が小さいか，ない．
② Type 2：(n=31, 37.3％)；右肝静脈は中等度の大きさで，直径1cmまでの右下肝静脈あり．
③ Type 3：(n=20, 24.1％)；右肝静脈は小さく，直径1.8cmまでの太い右下肝静脈あり．

5.2 中肝静脈・左肝静脈

　中肝静脈は右葉前区域と左葉内側区域の還流静脈で，多くは左肝静脈と共通幹をなしている．右と同じように肝静脈合流部の1cm以内で枝が分枝するか否かという観点の分類を表6に示す．
　また左葉内側区域の還流に関して次の3型に分

5 肝静脈

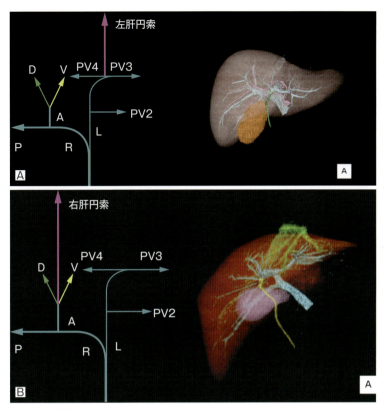

図29 肝円索
A：左肝円索「正常」症例．肝円索は左門脈枝のP3とP4の分岐部から出ている．胆嚢は右葉と左葉の間に位置しているので，当然のごとく胆嚢は肝円索に対して右側に存在することになる．
B：右肝円索症例．この場合肝円索は右葉前区域から分岐しており，右葉と左葉の間に位置する胆嚢は肝円索に対して左側に存在することになり，したがって肝円索の位置から相対的に「左側胆嚢」ということになる．
R：門脈右枝，L：門脈左枝，P：後区域枝，A：前区域枝
PV4：左内側区域門脈，PV2：左外側上区域門脈枝，PV3：左外側下区域門脈枝，D：背側枝，V：腹側枝

表5 右肝静脈の分類

Type 1：(61.4%)	1 cm 以内で分枝なし
Type 2a：(18%)	1 cm 以内でRSV(S7還流)を分岐
Type 2b：(4.8%)	1 cm 以内でRASV(S8還流)を分岐
Type 3：(9.8%)	1 cm 以内でRSVとRASVの両者を分岐
Type 4：(6%)	RSVが独立分岐している．

RSV：右上静脈，RASV：右前上静脈

表6 中・左肝静脈の分類

Type 1：(10.8%)	1 cm 以内で分枝なし
Type 2：(42.2%)	1 cm 以内で2分枝あり．分岐する枝はMHVとLHVそのもののほか，共通幹からRASV(S8)・LSV(S4a)が分岐する．RASVまたはLSVが単独分岐
Type 3：(26.5%)	1 cm 以内で3分枝あり．MHV，LHV，RASV，LMV，LSVの組み合わせ
Type 4：(4.8%)	1 cm 以内で4分枝あり
Type 5：(15.7%)	MHVとLHVは別々にIVCから分岐している．

RASV：右前上静脈，LSV：左上静脈

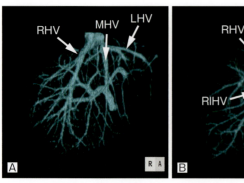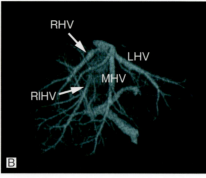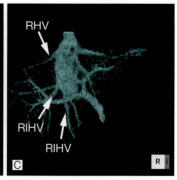

図30 右肝静脈の分類(右後区域の還流に基づく)
A：Type 1．右下肝静脈は小さいか，ない．
B：Type 2．右肝静脈は中等度の大きさで，直径1cmまでの右下肝静脈あり．
C：Type 3．右肝静脈は小さく，右下肝静脈がむしろ優位となっている．
RHV：右肝静脈，MHV：中肝静脈，LHV：左肝静脈，RHIV：右下横隔静脈

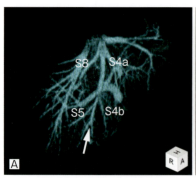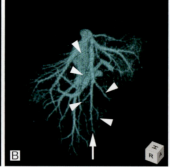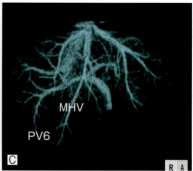

図31 中肝静脈の分類(左内側区の還流に基づく)
A：Type 1．S5とS4bの静脈はほぼ同程度の静脈が合流し，その上流でS8とS4aの静脈がそれぞれ本幹(矢印)に合流するタイプ．
B：Type 2．本幹(矢印)に向かってS4・右葉前区域の静脈(矢頭)が合流するタイプ．
C：Type 3．Type 1と似ているが本幹(MHV)の末梢がS6まであるタイプ．

類している．

① **Type 1**：(n=51，61.9%)；S4aは左肝静脈に還流．
② **Type 2**：(n=24，28.6%)；S4aは中肝静脈と左肝静脈の両者に還流．
③ **Type 3**：(n=8，9.5%)；主として中肝静脈へ還流．

Onoderaら[44]は54例の肝移植ドナーの3D-CT画像を，上記のNakamuraらの分類のうち右後区域還流に関しての分類について解析を行いType 1：(n=27，50.9%)，Type 2：(n=25，47.2%)，Type 3：(n=1，2%)であったという．最近では肝静脈還流領域・門脈支配領域などがシミュレーションできるようになり，Neumannら[45]はこれをもとに中肝静脈に関して次のような分類を行っている(図31)．

① **Type 1**：(n=33，59%)；S5とS4bの静脈はほぼ同程度の静脈が合流し，その上流でS8とS4aの静脈がそれぞれ本幹に合流するタイプ．
② **Type 2**：(n=13，23%)；本幹に向かってS4・右葉前区域の静脈が合流するタイプ．
③ **Type 3**：(n=10，18%)；Type 1と似ているが本幹の末梢がS6まであるタイプ．

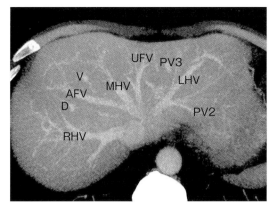

図32 肝静脈
MIP画像（軸位断像）．中肝静脈（または右肝静脈）に流入するanterior fissure vein（AFV）が前区域腹側部（V）と背側部（D）の間を走行し，umbilical fissure vein（UFV）は肝左葉内側区域と右葉前区域の境界面に認められる．
RHV：右肝静脈，LHV：左肝静脈，PV2：左外側上区域門脈，PV3：左外側下区域門脈

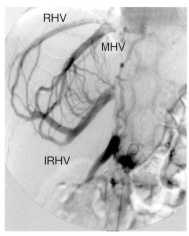

図33 肝静脈間吻合
肝腫瘤によって下大静脈が圧迫されているために，右下肝静脈（RIHV）から右肝静脈（RHV）そして中肝静脈（MHV）を介したバイパス経路ができている．

　また，門脈域とその還流静脈に関して，左葉に関しては，S2，S3はほとんどが左肝静脈に還流，S4aは左・中肝静脈のうちやや中肝静脈優位，S4bは中肝静脈にそれぞれ還流している．右葉後区域に関しては，主として右肝静脈と一部右下肝静脈だがS6の一部は中肝静脈に還流している．前区域に関しては，S8は中・右肝静脈が同じ程度だが，S5は中肝静脈が大きく下に進展すると中肝静脈優位となる．

　Choら[46]は，自らの門脈区域分類を踏まえて肝静脈を次のように整理している．基本的な右・中肝静脈（右葉と左葉の間を走行）・左肝静脈（S2とS3の間を走行）は同じだが，これらに加えて，右葉前区域背側部と腹側部の間を走行する静脈をanterior fissure vein（AFV），またS3とS4の間を走行するumbilical fissure veinを加えて，門脈と静脈との関係を明瞭にしている（図32）．この定義からすると，右肝静脈は右葉後区域と前区域背側部との間を走行する．

5.3 肝静脈吻合

　正常肝臓における肝静脈間の吻合について Hribernikら[47]が鋳型標本を使って調査したところ，164例中75例（46％）で存在し，なかでも中肝静脈が関与するものは44例（28％）にあり，その多くは右肝静脈との間でみられたと報告している．また吻合枝が複数存在するものは57例（35％）で，その太さは1mm程度が最も多くみられ（67％），最大3mmまでみられたという．実際には肝静脈吻合をみることは少ないが，肝静脈閉塞に伴う肝内静脈吻合がみられる場合や，下大静脈閉塞に伴い肝静脈を介したバイパス経路としてみることもある（図33）．

[文献]
1) Michels NA. Blood supply and anatomy of the upper abdominal organs. With a Descriptive Atlas. Pitman Medical Publishing Co. Ltd. London, pp 139-154, 1955
2) Hiatt JR, Gabbay J, Busuttil RW. Surgical anatomy of the hepatic arteries in 1000 cases. Ann Surg 220；50-52, 1994
3) López-Andújar R, Moya A, Montalvá E, et al. Lessons learned from anatomic variants of the hepatic artery in 1,081 transplanted livers. Liver Transpl 13；1401-1404, 2007
4) Hjortsjo CH. The topography of the intrahepatic duct systems. Acta Anat (Basel) 11；599-615, 1951
5) Healey Jr JE, Schroy PC, Sorensen RJ. The

intrahepatic distribution of the hepatic artery in man. J Int Coll Surg 20；133-148, 1953

6) Couinaud C. Lobes et segments hepatiques：notes sur l'architecture anatomique et chirurgicale du foie. Presse Med 62；709-712, 1954

7) Couinaud C, Nogueira C. LES VEINES SUS-HÉPATIQUES CHEZ L'HOMME Acta Anatomica 34；84-110, 1958

8) 日本肝癌研究会（編）. 臨床・病理　原発性肝癌取扱い規約. 金原出版, 2015

9) van Leeuwen MS, Noordzij J, Fernandez MA, et al. Portal venous and segmental anatomy of the right hemiliver：observations based on three-dimensional spiral CT renderings. AJR 163；1395-1404, 1994

10) Kogure K, Kuwano H, Fujimaki N, et al. Reproposal for Hjortsjo's segmental anatomy on the anterior segment in human liver. Arch Surg 137；1118-1124, 2002

11) Cho A, Okazumi S, Makino H, et al. Relation between hepatic and portal veins in the right paramedian sector；proposal for anatomical reclassification of the liver. World J Surg. 28；8-12, 2004

12) Cho A, Okazumi S, Miyazawa Y, et al. Proposal for a reclassification of liver based anatomy on portal ramifications. Am J Surg 189；195-199, 2005

13) Rex H. Beiträge zur Morphologie der Saugerleber. Morphol Jb 14；517-616, 1888

14) 衣袋健司. 肝動脈-CTAP と CTA による Fusion 画像に基づく肝内動脈枝の解剖. 竜崇正（編）. 肝臓の外科解剖第 2 版. 医学書院, p 65-75, 2011

15) Ibukuro K, Takeguchi T, Fukuda H, et al. Spatial relationship between intrahepatic artery and portal vein based on the fusion image of CT-arterial portography（CTAP）and CT-angiography（CTA）. Eur J Radiol 81；e158-165, 2012

16) Ibukuro K, Takeguchi T, Fukuda H, et al. Spatial relationship between the hepatic artery and portal vein based on the fusion image of CT Angiography and CT arterial portography：The Left Hemiliver. AJR 200；1160-1166, 2013

17) 鈴木英明. 肝門部近傍におけるグリソン系脈管群の相関と異常～胆道外科の立場から～. 日外宝 51；713-731, 1982

18) 宮山士朗, 松井修, 亀山富明, 他. 肝動脈尾状葉枝のX線解剖と塞栓術上の問題点. 臨床放射線 35；353-359, 1990

19) Ibukuro K, Tsukiyama T, Mori K, et al. The congenital anastomoses between hepatic arteries：angiographic appearance. Surg Radiol Anat 22；41-45, 2000

20) Stapleton GN, Hickman R, Terblanche J. Blood supply of the right and left hepatic ducts. Br J Surg 85；202-207, 1998

21) Tohma T, Cho A, Okazumi S, et al. Communicating arcade between the right and left hepatic arteries：evaluation with CT and angiography during temporary balloon occlusion of the right or left hepatic artery. Radiology. 237；361-365, 2005

22) Oshiro Y, Sasaki R, Takeguchi T, et al. Analysis of the caudate artery with three-dimensional imaging. J Hepatobiliary Pancreat Sci 20；639-646, 2013

23) Sappey MC. Mémoire sur les veines portes accessoires. Journal de l'anatomie et de la physiologie normales et pathologiques de l'homme et des animaux 19；517-525, 1883

24) Kim JH, Chung JW, Han JK, et al. Transcatheter arterial embolization of the internal mammary artery in hepatocellular carcinoma. J Vasc Interv Radiol 6；71-74, 1995

25) Nakai M1, Sato M, Kawai N, et al. Hepatocellular carcinoma：involvement of the internal mammary artery. Radiology 219；147-152, 2001

26) Ibukuro K, Tsukiyama T, Mori K, et al. The congenital anastomoses between hepatic arteries：angiographic appearance. Surg Radiol Anat 22；41-45, 2000

27) Nordenson NG, Petrén T, Wising PJ. Über das konstante Vorkommen eine Fettansammlung um die Insertion des Lig. falciforme hepatis in die vordere Bauchwand. Anat Embryol 93；223-242, 1930

28) Williams DM, Cho KJ, Ensminger WD, et al. Hepatic falciform artery：anatomy, angiographic appearance and clinical significance. Radiology 156；339-340, 1985

29) Song SY, Chung JW, Lim HG, et al. Nonhepatic arteries originating from the hepatic arteries：angiographic analysis in 250 patients. J Vasc Interv Radiol 17；461-469, 2006

30) Segall, H. An experimental anatomical investigation of blood and bile channels of the liver：with special reference to the compensatory arterial circulation of the liver in its relation to surgical ligation of the hepatic artery；report of a case of arteriosclerotic aneurysm of the gastroduodenal artery. Surg Gynecol Obstet 37；152-178, 1923

31) Reimann B, Lierse W, Schreiber HW. Anastomoses between the segmental arteries of the liver and phrenicohepatic arterio-arterial anastomoses. Langenbecks Arch Chir 359；81-92, 1983

32) Ibukuro K, Tanaka R, Fukuda H, et al. The superior group of vessels in the falciform ligament：anatomical and radiological correlation. Surg Radiol Anat 30；311-315, 2008

33) Charnsangavej C, Chuang VP, Wallace S, et al. Angiographic classification of hepatic arterial collaterals. Radiology 144；485-494, 1982

34) Inoue T, Kinoshita H, Hirohashi K, et al. Ramification of the intrahepatic portal vein identified by percutaneous transhepatic portography. World J Surg 10；287-293, 1986

35) Yamane T, Mori K, Sakamoto K, et al. Intrahepatic ramification of the portal vein in the right and caudate lobes of the liver. Acta Anat 133；162-172, 1988.

36) Fraser-Hill MA, Atri M, Bret PM, et al. Intrahepatic

portal venous system : variations demonstrated with duplex and color Doppler US. Radiology 177 ; 523-526, 1990

37) Couinaud C. Absence de la bifurcation porte. J Chir 130 ; 111-115, 1993

38) Sato M1, Ishida H, Konno K, et al. Congenital absence of the horizontal portion of the left portal vein : ultrasound findings. Eur Radiol 10 ; 362-364, 2000

39) Chaib E. Absence of bifurcation of the portal vein. Surg Radiol Anat 31 ; 389-392, 2009

40) Lerut J, Ciccarelli O, Danse E, et al. Left lobe living related liver transplantation in the absence of an extrahepatic left portal vein. Transplantation 74 ; 278-279, 2002

41) 尾関 豊, 鬼東惇義, 林 勝知, 他. 肝内門脈分枝異常を伴った左側胆嚢の1例. 日外会誌 881 ; 1644-1649, 1987

42) Ibukuro K, Takeguchi T, Fukuda H, et al. Spatial anatomy of the round ligament, gallbladder, and intrahepatic vessels in patients with right-sided round ligament of the liver. Surg Radiol Anat 38 ; 1061-1067, 2016

43) Nakamura S, Tsuzuki T. Surgical anatomy of the hepatic veins and the inferior vena cava. Surg Gynecol Obstet 152 ; 43-50, 1981

44) Onodera Y, Omatsu T, Nakayama J, et al. Peripheral anatomic evaluation using 3D CT hepatic venography in donors : significance of peripheral venous visualization in living-donor liver transplantation. AJR 183 ; 1065-1070, 2004

45) Neumann JO, Thorn M, Fischer L, et al. Branching patterns and drainage territories of the middle hepatic vein in computer-simulated right living-donor hepatectomies. Am J Transplant. 6 ; 1407-1415, 2006

46) Cho A, Okazumi S, Makino H, et al. Relation between hepatic and portal veins in the right paramedian sector : proposal for anatomical reclassification of the liver. World J Surg 28 ; 8-12, 2004

47) Hribernik M, Trotovšek B. Intrahepatic venous anastomoses with a focus on the middle hepatic vein anastomoses in normal human livers : anatomical study on liver corrosion casts. Surg Radiol Anat 36 ; 231-217, 2014

2章 門脈

1 門脈

1.1 門脈本幹

門脈は上腸間膜静脈と脾静脈が合流（図1, 2）し，膵臓頸部の背側を走行する．ただし稀だがpre duodenal portal vein（図3）もある．上腸間膜静脈は小腸から横行結腸の静脈が，下腸間膜静脈は横行・下行・S状結腸・直腸上部の静脈が流入する．門脈は肝十二指腸間膜を上行して左右の肝内門脈枝へと分岐していく．肝十二指腸間膜内では通常，肝動脈・総胆管の背側に位置する．

1.2 脾静脈

脾臓の複数の静脈がまとまって脾静脈（図2A）を形成する．脾静脈は脾動脈と異なり蛇行せずに，膵臓の背側で脾動脈の下方を走行する．詳細は脾臓の項（84頁）を参照．

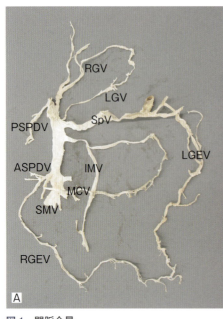
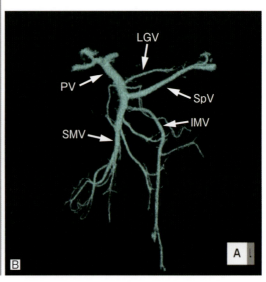

図1 門脈全景

A：解剖体．門脈系の血管を採取して概観をみた．RGV：右胃静脈，LGV：左胃静脈，SpV：脾静脈，IMV：下腸間膜静脈，SMV：上腸間膜静脈，ASPDV：前上膵十二指腸静脈，MCV：中結腸静脈，PSPDV：後上膵十二指腸静脈，LGEV：左胃大網静脈，RGEV：右胃大網静脈

B：3D-アンギオグラフィ．主として小腸と右半結腸から横行結腸の静脈を還流する上腸間膜静脈と脾静脈（SpV）が合流して門脈本幹（PV）を形成する．これに向かって，左胃静脈（LGV）と左半結腸以遠の静脈を還流するIMVが合流している．本例の場合には左胃静脈は門脈本幹左側に流入し，下腸間膜静脈は上腸間膜静脈に流入している．

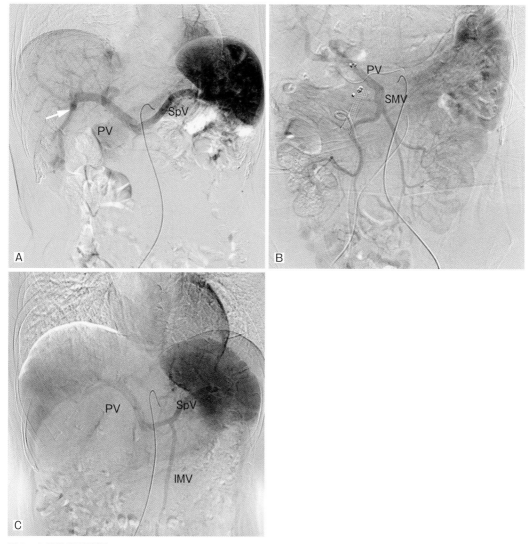

図2 血管造影門脈相

A：腹腔動脈造影門脈相．描出されるのは主として脾静脈(SpV)と門脈(PV)．膵臓の背側を走行する脾静脈は上腸間膜静脈と合流して門脈となり，胃十二指腸間膜を上行し左右門脈枝に分岐する．左右の分岐部レベルでは肝外である．門脈右後区域枝分岐部は正面像では背側方向に向かうのでちょうど丸く映るところから posterior point(矢印)とも呼ばれており，後区域の同定の一助となる．
B：上腸間膜動脈造影門脈相．上腸間膜静脈(SMV)が描出されている．本例では小腸静脈が1本にまとまり，回盲部から右半結腸の静脈が1本にまとまって両者が合流するという形態をとっている．
C：腹腔動脈造影門脈相．本来であれば下腸間膜静脈(IMV)は描出されないが，門脈圧亢進に伴って SpV に合流する下腸間膜静脈が逆行性に描出されている．やや淡いが左胃静脈や右胃静脈なども描出されている．

1.3 上腸間膜静脈

　上腸間膜静脈は(図2B)，小腸と上行・横行結腸の静脈血流を受ける静脈で，末梢では本幹は同名動脈の左側に位置するが，次第に前を横切り動脈の右側に位置するようになり門脈へ流入する〔総論　図5(6頁)参照〕．膵鈎部・十二指腸遠位部の腹側を走行し，膵体部の背側を上行する．膵頭部

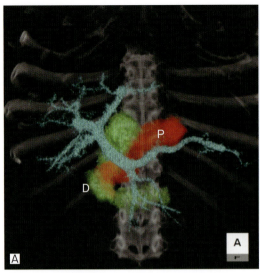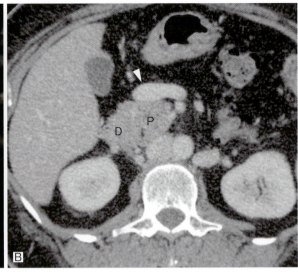

図3 前十二指腸門脈
A：通常門脈本幹は膵臓の背側に位置するが，発生の過程で変異が起こると，このように門脈が膵臓（P），十二指腸（D）の前を走行する，前十二指腸門脈と呼ばれる変異を生じるといわれている．本例では，肝下大静脈欠損・下大静脈奇静脈吻合もある．
B：軸位断像．膵（P）と十二指腸（D）に対して門脈（矢頭）が腹側を走行している．

領域の高さで，後述する膵十二指腸静脈（73頁参照）のほかに，胃結腸静脈幹，中結腸静脈，第1空腸静脈などが流入している．

1.4 下腸間膜静脈

下腸間膜静脈（図2C）の特徴は尾側では同名動脈と伴行しているが，上行するにつれ動脈から離れ，十二指腸空腸曲の左を回り込んでから膵下面に達し，門脈系に流入するところである．下腸間膜静脈が脾静脈や上腸間膜静脈と合流する部位（図4）は，脾静脈下面・上腸間膜静脈左面・脾静脈と上腸間膜静脈の合流角の3経路であり，諸家の報告[1-4]があるので表1に掲載する．

2 肝外門脈側副路

最初に肝臓と直接肝外血管が交通する靱帯すなわち，肝鎌状靱帯・左右の冠状靱帯・小網（肝胃間膜と肝十二指腸間膜）の血管解剖について述べ，その後で肝外の門脈体循環シャント porto-systemic shunt について解説する．

2.1 肝鎌状靱帯

肝鎌状靱帯の静脈は上下の2系統ある（図5）ことがSappey[6]によって19世紀に報告されている．これによれば上系統では血管が肝臓から横隔膜の正中部に向かっており，下系統では（閉塞した臍静脈である）肝円索周囲の血管が腹壁静脈と吻合しているという．下系統は傍臍静脈と呼ばれ臨床的にもよく知られた血管である[7]のに対して，上系統の解剖学的記載はわずかである[8]．

2.1.1 上鎌状靱帯静脈

肝左葉内側区域表面（上）から出た静脈は頭側の鎌状靱帯に入り，上行して左右内胸動静脈に合流することがある．また途中で左右下横隔動静脈との吻合がみられる場合もある[9]．この頭側にみられる鎌状靱帯内の静脈を上鎌状靱帯静脈 superior veins of Sappey とする．

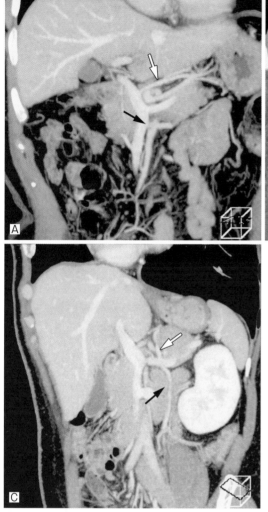
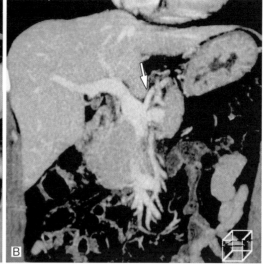

図4 左胃静脈・下腸間膜静脈の合流形式
A：左胃静脈（白矢印）は門脈に，下腸間膜静脈（黒矢印）は上腸間膜静脈にそれぞれ合流
B：左胃静脈（白矢印）は上腸間膜静脈と脾静脈合流部に合流
C：左胃静脈（白矢印）・下腸間膜静脈（黒矢印）とも脾静脈へ合流

 肝表面から内胸静脈に向かう門脈枝が肝硬変患者の造影CTで認められることがある（図6）．これは門脈圧亢進に伴い側副路として上鎌状靱帯静脈が発達して門脈体循環シャントとなっているものと考えられる．

 上記とは血流方向が逆だが，内胸静脈と肝鎌状靱帯を介した経路が描出される例として，SVC症候群の際にみられるliver hot spot[10]が挙げられる．これは上肢から注射されたアイソトープがSVC閉塞のために直接右房に到達できず，体壁の静脈を介して（肋間静脈などから内胸静脈へ）さらには下記の傍臍静脈を逆流して，左葉内側区の左側下縁（鎌状靱帯付着部周囲）に集積するものである．これに対して左葉内側区域の上縁が染まる場合があり[11]，これは内胸静脈から上鎌状靱帯静脈経由でアイソトープが肝内に流入したものと考えられる．

2.1.2 下鎌状靱帯静脈（傍臍静脈）

 肝左葉内側区域表面（下）から出た静脈は尾側の鎌状靱帯に入り，肝円索の上方でまとまるようになり，腹壁に達し腹膜と腹横筋腱膜との間の脂肪

表1 下腸間膜静脈と左胃静脈の合流部

		門脈本幹	SMV	合流部	SpV
Gilfillan	LGV(%)	68	─	8	24
	IMV(%)	─	29.6	14.8	55.6
Purcell	LGV(%)	67	─	6	27
	IMV(%)	─	53	19	28
Douglas	LGV(%)	24.4	─	58.9	16.7
	IMV(%)		29.3	32.7	38
Doehner	LGV(%)	42	─	16	42
	IMV(%)	─	36	14	50

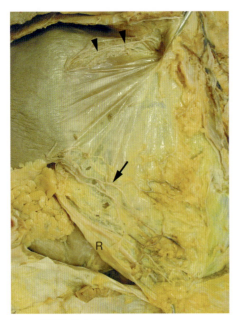

図5 鎌状靱帯の全景

解剖例．鎌状靱帯の上方の部分を開いて内部の血管（矢頭）を一部剖出している．鎌状靱帯の下縁には厚い脂肪からなる部分がみられるが，同部には内部に内腔が閉塞した臍静脈すなわち肝円索（R）がある．鎌状靱帯の中ほどにはあまり血管が認められないが肝円索の上方の部分には比較的血管（矢印）が多いことがわかる．

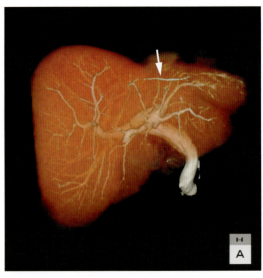

図6 superior veins of Sappey

CTAP画像．前出の解剖図で剖出した静脈経路，すなわち肝臓上面で交通する門脈枝と内胸静脈の枝との間にみられる交通路（superior veins of Sappey：矢印）を介して，門脈体循環シャントが描出されている．

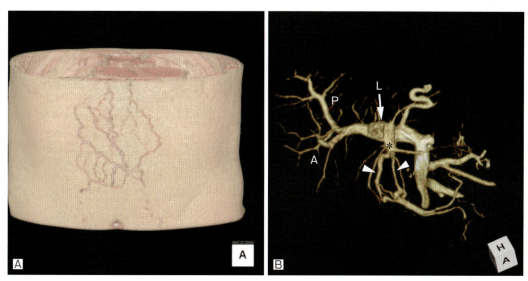

図7 inferior veins of Sappey（CTAP画像）
A：傍臍静脈は臍の位置まで下がることなく皮下に出現して浅腹壁静脈へと流出するので、臍の位置よりやや高い位置から放射状に拡張した静脈がみられる．女神メドゥーサがゼウスの娘の怒りを買ってしまい、自慢した髪の毛1本1本を蛇に変えられてしまったというギリシャ神話の逸話を元に，ちょうどこの静脈の形態がメドゥーサの頭に似ていることから caput medusae と呼ばれている．
B：門脈臍部の近傍から枝（矢頭）が分岐し，これらが鎌状靱帯内を前方に向かって前腹壁に達する．L：門脈左枝，P：門脈右後区域枝　A：門脈右前区域枝　＊：門脈臍部

層すなわち腹膜下脂肪層内に達する．そこで上行して剣状突起前面にみられる左右内胸静脈末梢の吻合枝へと合流する．この静脈の総称を通常「傍臍静脈」と呼んでいる．上記の静脈と区別するうえで鎌状靱帯内の静脈に限って下鎌状靱帯静脈 inferior veins of Sappey とする．

この腹膜下脂肪層を走行する傍臍静脈はすぐ前方にある腹直筋裏面を走行する上下腹壁静脈と吻合し，さらに腹直筋を穿通して皮膚では浅腹壁静脈に吻合している．また上腹壁静脈は内胸静脈へ，下腹壁静脈は外腸骨静脈に流入する．同じように皮下の血管である浅腹壁静脈は上方では内胸静脈と，外方では外側胸静脈と交通する．肝硬変などでこれら皮膚の静脈が拡張すると caput medusae と呼ばれるが，この静脈は正確には臍から放射状に血管が広がっているのではなく，多くは臍より頭側のレベルで皮下に現れて周囲へ放射状に広がっていく（図7）．

尾側では鎌状靱帯前方にある腹膜下脂肪層と同じように，臍から下方の腹膜下脂肪層にある（閉塞した）尿膜管の周囲静脈と吻合して，最終的には外腸骨静脈に流入する．

肝硬変など門脈圧亢進症の場合によくみられるのは拡張した傍臍静脈である．肝円索は生後閉塞するために通常は拡張しないが，肝内門脈枝との合流部位の内腔は開存している[7]ので，一部再開通することもあり肝円索そのものがCTで造影されることがある（図8）．しかし臍静脈が全長にわたって開通するとは考えにくく，実際には途中から傍臍静脈へと移行するものと考えられる．これに対し傍臍静脈が拡張すると，門脈左枝から肝左葉内を腹側に向かって拡張した血管がみられ，肝表面から鎌状靱帯内へと出ていく．この場合には肝円索は造影されずに軟部濃度の点状影として描出されるだけである．また臍静脈・傍臍静脈の両者が造影される場合もある．

参考までに同じ皮下静脈の拡張をきたす上大静脈症候群の画像を示す（図9）．

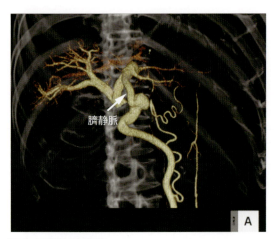

図8 臍静脈の再開通
CTAP画像. 臍静脈は生後間もなくして内腔は閉鎖するが完全に閉塞するわけではないので, 以前には, 外科的に内腔を確保して臍静脈撮影などが行われていた. 本例ではCTAPを行った際に, 傍臍静脈ではなく臍静脈と考えられる血管が拡張して鎌状靱帯を下行しているのが認められる.

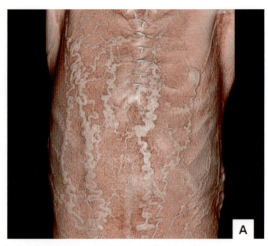

図9 上大静脈症候群症例の皮下静脈側副路
上大静脈閉塞の際には, 皮下の静脈としては肋間静脈皮枝・外側胸静脈などが浅腹壁静脈へと流入して鼠径部で外腸骨静脈・大腿静脈から骨盤の静脈を介して下大静脈へ流入する経路が発達してくる. このため腹壁中心部から放射状に広がる静脈はみられない. 同じ側副路の発達だが経路が異なり, 形態も異なることがわかる.

Topics 偽病変

日常診療で肝左葉の鎌状靱帯付着部付近にCTスキャンで小さな低吸収域をみることは稀ではない. Yoshikawaらはこれがfocal fatty changeであることを病理学的に証明し[12], その後超音波ドップラーで傍臍静脈が流入していることを報告している[13]. したがってhot spotの多くは左葉内側区域下端にみられるわけである.

Topics 傍臍静脈を使ったIVR

皮下または腹膜下脂肪層の傍臍静脈を穿刺することによって, 経皮経肝アプローチに比べて非侵襲的に門脈内にカテーテルを進めることもできる. 筆者らは腹水大量貯留のため経皮経肝アプローチが不適な症例で, このルートを使って出血を繰り返す直腸静脈瘤の塞栓術を行った[15] (図10).

2.2 冠状靱帯

2.2.1 左三角靱帯

左三角靱帯には一見線維組織しかないようにみえるが, 遺残肝組織をはじめ血管神経などがあり[14], 側副血行路が発達できる環境がある.

経動脈性門脈CT CT during arterial portography (CTAP) を行うと, 左葉外側区域門脈枝から肝外に向かう血管がみられ, 頭側では左下横隔静脈から左心膜横隔静脈へ, 尾側では左腎静脈へ向かう左下横隔静脈, または肋間静脈が描出される例がみられる (図11). 左葉外側区域枝と左下横隔静脈の接点は左三角靱帯であり, これを介してシャントが形成されているものと考えられる[15].

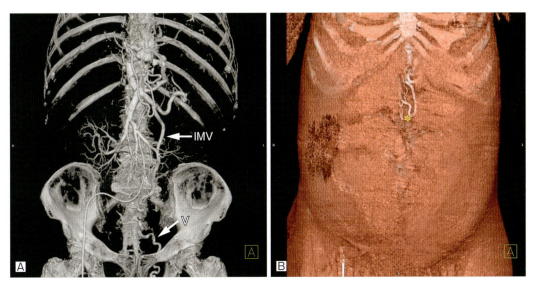

図10 直腸静脈瘤
A：大量に腹水があり，かつ直腸静脈瘤の出血があるために輸血を余儀なくされていた症例である．CTAPを行い門脈系の全貌を明らかにした．IMV：下腸間膜静脈，V：直腸静脈
B：腹直筋など軟部組織の情報を加味すると，皮下には傍臍静脈から連続する静脈が白線の上にあることが確かめられた．この血管（＊）を穿刺することで腹腔を一切穿刺することなく直腸静脈までカテーテルを進めることが可能であった．誤穿刺を避けるため血管外科医に静脈を同定してもらい直接穿刺を行った．

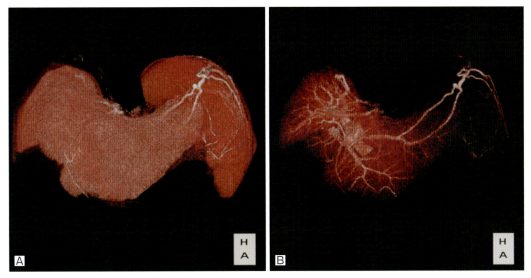

図11 左冠状靱帯における門脈体循環シャント
CTAPを行ったところ，肝内門脈左枝の末梢が肝外へ向かって左下横隔静脈へと流出する経路が認められた．肝左葉外側区域と横隔膜の接点である左冠状靱帯で両者が吻合しているものと考えられる．

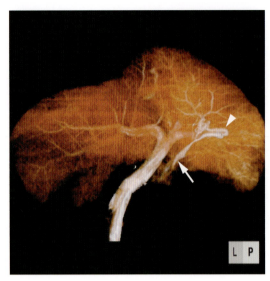

図12　右冠状靱帯における門脈体循環シャント
CTAPを行ったところ，軽度拡張した門脈右後区域枝の一部（矢頭）が肝表面に達してそのまま右副腎静脈（矢印）に合流し下大静脈へと流出しているのが観察された．

2.2.2　右三角靱帯

同部では肝右葉後区域が広範囲に横隔膜と接している．この部位にて右葉後区域門脈枝が拡張しながら肝表面まで達し，背側にみられる右副腎静脈または肝静脈を介して下大静脈に注ぐことがある（図12）[17]．または上記と似ているが，右下横隔静脈または肋間静脈に流出することもある[15]．

2.3　小網（肝胃・十二指腸間膜）

2.3.1　肝胃間膜

副左胃静脈が肝内門脈枝と交通することで，肝外への門脈側副路の1つのルートとなる．詳細は左胃静脈の項（115頁）を参照．

2.3.2　肝十二指腸間膜

同部では，肝外への門脈側副路というよりは門脈閉塞時の側副路として，総胆管静脈または胆管周囲静脈が発達してくる．詳細は総胆管静脈の項（71頁）参照．

副右胃静脈が直接肝内に流入することもあり，この場合には側副路というよりはCTにおけるpseudo lesionを呈する際の原因血管として重要である．右胃静脈の項（117頁）参照．

2.4　その他の門脈大循環吻合

2.4.1　胃静脈から食道静脈・奇静脈へ

食道静脈に関しては，Butlerの文献が詳しい[18]．ここでは粘膜下静脈すなわち固有食道静脈 intrinsic esophageal veinではなく，傍食道静脈 extrinsic esophageal veinについて述べることとする．下部食道では，明らかな分節性がないものの食道から左右に向かう静脈がみられ，それぞれ半奇静脈・奇静脈へと流入している．左に向かう静脈は大動脈の前面を回って半奇静脈に到達し，右に向かう静脈は胸管の背側を通って奇静脈に達する．また気管分岐部付近の高さでは食道静脈の一部は気管支静脈や肺静脈に流入する．

食道静脈瘤・傍食道静脈瘤は造影CTでも描出されるが，CTAPのように，選択的に門脈系を造影するCTにおいてよく描出される．遠位下行大動脈を囲む静脈が傍食道静脈瘤に伴ってCTでみられるが，これは食道静脈のうちextrinsic esophageal veinが拡張したものと考えられる．奇静

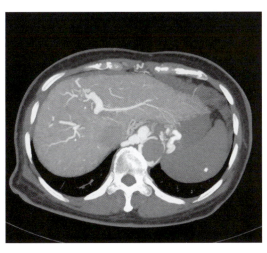

図13 食道静脈
食道静脈は粘膜下を走行して食道静脈瘤の本体となるintrinsic veinと傍食道静脈瘤となるextrinsic veinの2つがある.extrinsic veinは奇静脈・半奇静脈へ流入し,またこの奇静脈・半奇静脈間に交通があるので,ちょうど大動脈を取り囲むような血管(静脈輪)が描出されることがある.

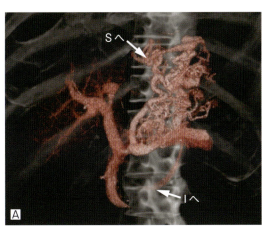
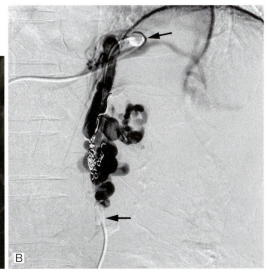

図14 胃静脈瘤
A:造影CT.胃静脈瘤の流入静脈は左胃静脈であるが,流出先は上下に分かれている.両方ともに下横隔静脈という名称であるが,上の流出先は下大静脈(または左肝静脈の近位部)(S)であり,下の流出先は左副腎静脈(I)と共通幹をなして左腎静脈となる.
B:バルーン閉塞下静脈瘤造影.上下両方に流出先があることから,片方だけをバルーンカテーテルで閉塞しても硬化剤が胃静脈瘤にとどまることなくほかの流出先に流れてしまう.両者を同時にバルーン(矢印)で閉塞することで胃静脈瘤に造影剤が滞留することを確認したうえではじめて硬化剤を注入した.

脈と半奇静脈の交通枝があるレベルでこの静脈が拡張すると,完全に大動脈を一周する静脈輪が形成される(図13)[19].

2.4.2 胃静脈・左腎静脈交通路

いわゆる胃腎シャントgastro-renal shuntのもとになる吻合である.

左下横隔静脈の流出経路は2系統あり,すなわち横隔膜下で下大静脈に注ぐ経路と左副腎静脈と合流して左腎静脈に注ぐ経路の2つである(図14).前者は横隔膜の頂部を中心に還流しており,後者は背側面を主として還流している.

左胃静脈と左下横隔静脈の間に吻合が認められ，左下横隔静脈は噴門・穹窿部の静脈流出路も担っているようにGillotらは記載している[20]．噴門・穹窿部は横隔膜線維野と呼ばれる無漿膜野で，胃が直接横隔膜と接している部分であるからと考えられる[21]．実際に胃穹窿部背側の静脈と左下横隔静脈が吻合している例が解剖体(図15)で確認できる．

2.4.3 脾静脈・左腎静脈交通路

いわゆる脾腎シャント spleno-renal shunt のもとになる吻合である．

腎周囲腔の脂肪組織には，副腎静脈や尿管・性腺静脈と吻合し全体として腎臓を取り巻く腎被膜静脈と称される豊富な静脈網を形成している．脾静脈と腎被膜静脈との間には細かな交通枝を見出すことが可能で(図16)，これにより脾腎シャントが形成されると考えられる．

いわゆる脾腎シャントでは，脾臓の周囲から左腎周囲に拡張蛇行した血管が認められ，これらの血管を脾門部から追っていくと腎被膜静脈から(時に性腺静脈を介し)左腎静脈に流入することがわかる(図17)．左胃静脈・下横隔静脈吻合のように左下横隔静脈・副腎静脈との共通幹に注ぐこともある(図18)．

2.4.4 veins of Retzius

1835年にRetzius[22]が後腹膜腔における門脈体循環シャントの報告をして以来，これらはveins of Retziusといわれている．Maddenら[23]は回盲部付近における結腸静脈と性腺静脈との間に吻合を鋳型標本で示しているが，これがCTAPではっきりと描出される場合がある(図19)[24]．同様にこのような吻合路を介して性腺静脈は十二指腸静脈瘤・腸間膜静脈瘤などの流出静脈となる．左側では，下腸間膜静脈と性腺静脈との間にシャントがみられることもある(図20，21)．このシャントが発達すると肝性脳症を起こすことがあり，シャント閉塞術も行われている[25]．

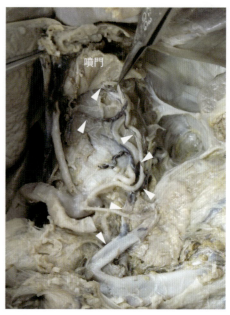

図15　噴門部背側における下横隔動静脈
解剖例．噴門部に左下横隔動静脈の両者が入っていることが確認できる．したがって左下横隔動脈は噴門部付近の出血に関与することがあり，また左下横隔静脈(矢頭)は門脈体循環シャントの経路となりうる．

2.4.5 下横隔静脈を介した静脈吻合路

(1) 心膜横隔静脈 〔総論 図19(17頁)参照〕

左下横隔静脈の右上端は下大静脈または左肝静脈に合流しているが，左上端は心尖部にみられる心膜横隔静脈に合流しており，この静脈は左腕頭静脈へ流出する[26]．この経路は肝部下大静脈狭窄すなわちBudd-Chiari症候群の際の流出路としても知られており，拡張した心膜横隔静脈が心陰影に重なって腫瘤影を呈することでも知られる[27]．

(2) 内胸静脈・肋間静脈

内胸静脈の分枝である筋横隔静脈と下横隔静脈の分枝のうち，腹側へ向かう枝との間に吻合がみられる．また背側では肋間静脈との間にも吻合がみられる．

(3) 左右下横隔静脈

左右の下横隔静脈に吻合がみられるために，稀ではあるが傍食道静脈瘤から左下横隔静脈へと流出した静脈血流が右下横隔静脈へと向かう場合が

2 肝外門脈側副路 | 63

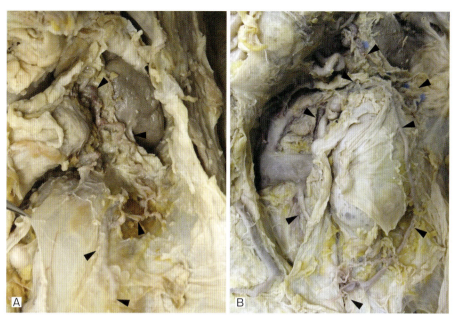

図16 脾静脈・腎被膜静脈吻合

解剖例. 脾静脈から派生した血管の一部（矢頭）が, 左腎被膜を貫通して腎臓周囲の脂肪織にみられる腎被膜静脈と交通することがある. 腎被膜静脈は腎静脈に流入するため結果的に脾腎シャントが形成される.

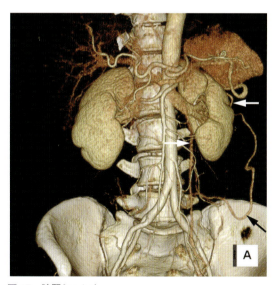

図17 脾腎シャント

3D-CT. 脾静脈から派生した血管が腎臓周囲の腎被膜静脈（矢印）に流入し, 直接または性腺静脈を介して左腎静脈へ流入している.

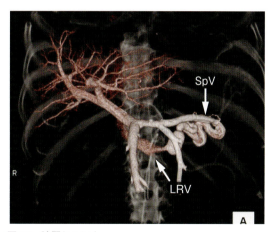

図18 脾腎シャント

CTAP画像. 胃腎シャントのように, 脾静脈（SpV）から派生した血管が腎被膜静脈を介して左下横隔静脈に流入することで左腎静脈（LRV）に流入し, 脾腎シャントが形成されている.

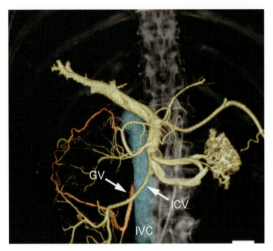

図19 veins of Retzius

CTAP画像．カテーテルを上腸間膜動脈に留置して造影するCTAP検査では，門脈相では上腸間膜静脈のみが描出されるはずだが，時折右性腺静脈(GV)が描出されることがある．右半結腸間膜は後腹膜に癒合筋膜を介して接している．このため，上腸間膜静脈の枝である回結腸静脈枝(ICV)と後腹膜の静脈が交通して右性腺静脈を介する門脈体循環シャントが形成されていると考えられる．
IVC：下大静脈

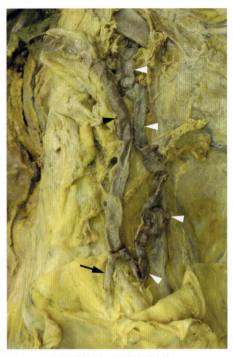

図20 下腸間膜静脈・性腺静脈吻合

解剖例．門脈圧亢進症を示唆する所見がみられない例だが，下腸間膜静脈(黒矢頭)と左性腺静脈(白矢頭)との間に太い交通枝が認められた．骨盤内の下腸間膜静脈(上直腸静脈：矢印)は特に拡張していない．したがって上直腸静脈と同じように，門脈血流の一部は下腸間膜静脈を介して低圧系である左性腺静脈に流れていったものと考えられる．

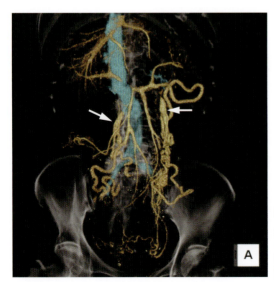

図21 両側卵巣静脈シャント

3D-CT．膵頭部腫瘍による門脈閉塞に伴い肝外門脈圧が亢進し，下腸間膜静脈は左卵巣静脈(矢印)とシャントを形成し左腎静脈へ，上腸間膜静脈の右側(腸間膜根部の右下方)では右卵巣静脈(矢印)とシャントを形成して下大静脈へと流入している．

ある．この際，左右下横隔静脈の吻合は食道前方にあり，かつ右下横隔静脈は下大静脈の右に流入することから，食道と下大静脈の前を拡張した血管が横切るようにみえる（図22）[28]．

(4) 椎骨静脈

横隔膜の背側下面は大腰筋・腰方形筋をまたぐようにして付着している．この部分の静脈は腎静脈の背側にあたり，本来の下横隔静脈流入部よりも足側に位置するため，すぐ後ろの肋間静脈に入るか，または肋下静脈・腰静脈に流入する．腰静脈に流入すれば容易に椎骨静脈へと流入する．

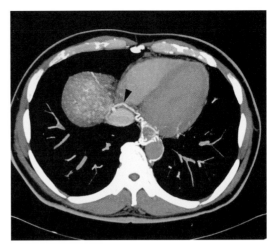

図22　食道静脈・下横隔静脈吻合
門脈圧亢進があり門脈の造影剤は左胃静脈から傍食道静脈瘤と左下横隔静脈へ流出している．左右の下横隔静脈は下大静脈の前後で吻合することがあり，この左右下横隔静脈に流入した門脈血流がこの吻合（矢頭）を介して下大静脈の前方を横切っていると考えられる．

[文献]

1) Douglass BE, Baggenstoss AH, Hollinshead WH. The anatomy of the portal vein and its tributaries. Surg Gynecol Obstet 91 ; 562-576, 1950
2) Gilfillan RS : Anatomic study of the portal vein and its main branches. Arch Surg 61 ; 449-461, 1950
3) Purcell HK, Connor JJ, Alexander WF, et al. Observations on the major radicles of the extrahepatic portal systems. Arch Surg 62 ; 670-677, 1951
4) Doehner GA, Ruzicka FF Jr, Rousselot LM, et al. The portal venous system : on its pathological roentgen anatomy. Radiology 66 ; 206-217, 1956
5) Zissin R, Rathaus V, Oscadchy A, et al. Intestinal malrotation as an incidental finding on CT in adults. Abdom Imaging 6 ; 550-555, 1999
6) Sappey MC. Memoire sur les veines portes accessoires. Journal de l'anatomie et de la physiologie normales et pathologiques de l'homme et des animaux 19 ; 517-25, 1883
7) Lin G, Lunderquist A, Hägerstrand I. Umbilical and paraumbilical veins in ligamentum teres. Acta Radiol Diagn 24 ; 1-5, 1984.
8) Martin BF, Tudor RG. The umbilical and paraumbilical veins of man. J Anat 130 ; 305-322, 1980
9) Ibukuro K, Tanaka R, Fukuda H, et al. The superior group of vessels in the falciform ligament : anatomical and radiological correlation. Surg Radiol Anat 30 ; 311-315, 2008
10) Tetalman MC, Kusumi R, Gaughran G, et al. Radionuclide liver spots : indicator of liver disease or a blood flow phenomenon. Am J Roentgenol 130 ; 291-296, 1978
11) Weissmann HS, Sugarman LA, Rosen NL, et al. Unusual location of a liver "hot spot" in a patient with superior vena cava obstruction. Clin Nucl Med 5 ; 489-491, 1980
12) Yoshikawa J, Matsui O, Takashima T, et al. Focal fatty change of the liver adjacent to the falciform ligament : CT and sonographic findings in five surgically confirmed cases. Am J Roentgenol 149 ; 491-494, 1987
13) Kobayashi S, Matsui O, Gabata T. Pseudolesion in segment IV of the liver adjacent to the falciform ligament caused by drainage of the paraumbilical vein : demonstration by power Doppler ultrasound. Br J Radiol 74 ; 273-276, 2001
14) Ibukuro K, Kojima K, Kigawa I, et al. Embolization of rectal varices via a paraumbilical vein with an abdominal wall approach in a patient with massive ascites. J Vasc Interv Radiol 20 ; 1259-1261, 2009
15) Ibukuro K, Tsukiyama T, Mori K, et al : Transhepatic portosystemic shunts : CT appearance and anatomic correlation. AJR 175 ; 153-157, 2000
16) Gao XH, Roberts A : The left triangular ligament of the liver and the structures in its free edge (appendix fibrosa hepatis) in Chinese and Canadian cadavers. Am Surg 52 ; 246-252, 1980
17) Mori H, Hayashi K, Fukuda T, et al. Intrahepatic portosystemic venous shunt : occurrence in patients with and without liver cirrhosis. AJR 149 ; 711-714, 1987
18) Butler H : The veins of the esophagus. Thorax 6 ; 276-296, 1951
19) Ibukuro K, Tsukiyama T, Mori K, et al. Preaortic esophageal veins. AJR 170 ; 1535-1538, 1998
20) Gillot C, Hureau J. Les anastomoses porto-caves et cavo-caves de la loge sous-phrénique gauche. J Chir (Paris) 79 ; 578-598, 1960
21) Crymble PT : Gastro-pancreatic folds : their relation

to the movements of the stomach and to the subdivisions of the lesser sac. J Anat Physiol 47 : 207-224, 1913

22) Retzius. Bemerkungen über Anastomosen zwischen der Pfortader und der untern Hohlader ausserhalb der Leber. Ztschr Physiol 5 : 105-106, 1835

23) Madden JL, Lore JM, Gerold FP, et al. The pathogenesis of the ascites and a consideration of its treatment. Surg Gynecol Obstet 99 : 385-391, 1954

24) Ibukuro K, Tsukiyama T, Mori K, et al : Veins of Retzius at CT during arterial portography : anatomy and clinical importance. Radiology 209 : 793-800, 1998

25) Tanaka R, Ibukuro K, Abe S, et al. Treatment of hepatic encephalopathy due to inferior mesenteric vein/inferior vena cava and gonadal vein shunt using dual balloon-occluded retrograde transvenous obliteration. Cardiovasc Intervent Radiol 32 : 390-393, 2009

26) Kiyosue H, Ibukuro K, Maruno M, et al. Multidetector CT anatomy of drainage routes of gastric varices : a pictorial review. Radiographics 33 : 87-100, 2013

27) Chung JW, Im JG, Park JH, et al. Left paracardiac mass caused by dilated pericardiacophrenic vein : report of four cases. AJR 60 : 25-28, 1993

28) Ibukuro K, Tsukiyama T, Mori K, et al. Precaval draining vein from paraesophageal varices. AJR 172 : 651-654, 1998

3 章 　総胆管・胆囊

1 　胆囊動脈

　胆囊動脈の多くは，右肝動脈から分岐して Calot の三角（右辺：胆囊管，上辺：肝床，左辺：総肝管の三辺で構成された三角形；ただし原著では，胆囊管・総肝管・胆囊動脈による三角形のことらしい）の中を通って胆囊に至る（図1）[1]．胆囊の表面では通常2本（浅枝と深枝）に分かれ，深枝は肝床部分も栄養する（図2）．

　胆囊動脈の起始部は多岐にわたり，諸家の報告[2-6]では右肝動脈から分岐するもの（図3）は，70〜93%，左肝動脈からは1.0〜6.2%，固有肝動脈からは2.1〜3.3%，胃十二指腸動脈からは2〜3%（図4）でみられる．また本数も，1本である場合が75〜95%であるが，2本以上みられる場合は5〜25%みられる．

　CT-アンギオグラフィでも胆囊動脈は同定可能であり[7]，Sugita らは3 mL/秒で造影剤を注入した245例中234（96%）で同定可能であったと報告している．血管造影の際には，胆囊は動脈相から門脈相にかけて，肝右葉の下方に「なす型」をした辺縁が縁取りされる造物として認識できる．その栄養血管をもとにたどって胆囊動脈の起始部が同定することになる（図5）．

2 　胆囊静脈

　胆囊静脈は多様性があり，胆囊動脈に沿って主として1本というわけではない．Halvorsen ら[2]は，100例の解剖例で胆囊動脈にインクを注入することで静脈を観察した結果，多くの場合は小さな静脈が胆囊床へ向かい（図3），肝内門脈枝に流入するという．肝外門脈枝に流入する場合もあるが，少数で決して肝静脈に流入することはない．これら肝外門脈枝の少なさが門脈血栓症に際して胆囊静脈が側副路としてあまり発達しない理由になると推察される．

　わが国では，佐藤が鋳型標本[8]を作製し，①胆囊床部を介してS4/S5の末梢門脈に流出する静脈36.5%，②Calot三角部を介して右前区門脈枝に流入する静脈27%，③両者を介するもの36.5%と3つに分けている．

　Yoshimitsu[9]らは胆囊動脈にカテーテルを選択的に挿入して胆囊静脈還流領域をCTで検索を行ったところ，S5に96%，S4に93%流入し，そのほかにもS1，6，8，3，7と多岐にわたって還流し，静脈は中肝静脈に75%，右肝静脈に71%還流していたという．さらに胆囊静脈還流領域と胆囊癌肝転移との関連性についても報告している[10]．

Topics　胆囊動脈の TAE

Miyayama ら[11]は胆囊動脈が栄養する27結節の肝細胞癌（HCC）のうち18結節（67%）では塞栓可能で，うち14結節（52%）で十分なLipiodolの残存が確認できたと報告している．しかし，そのうち3結節（21%）では再発がみられたという．

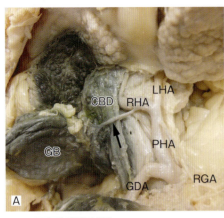 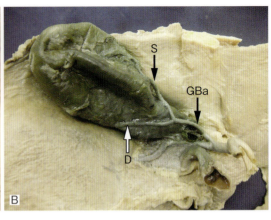

図1 胆嚢動脈（解剖例）

A：肝十二指腸間膜．肝十二指腸間膜の脂肪を除いて，総肝動脈から胃十二指腸動脈，固有肝動脈，左右肝動脈を剖出した．Calotの三角とは通常，胆嚢管・総胆管・肝床の三辺で作られる三角形のことで，この中を胆嚢動脈（矢印）が通過すると言われている．本例では右肝動脈から胆嚢動脈が分岐して，総胆管の腹側を横切って胆嚢に到達している．胆嚢は胆嚢床から剥離している．PHA：固有肝動脈，RHA：右肝動脈，LHA：左肝動脈，RGA：右胃動脈，CBD：総胆管

B：浅枝と深枝．胆嚢動脈（GBa）は，浅枝（S）といわれる主として胆嚢壁を栄養する枝と，胆嚢床側を走行して胆嚢以外にも肝臓にも枝を分岐する深枝（D）の2本に分岐している．

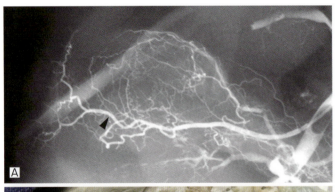
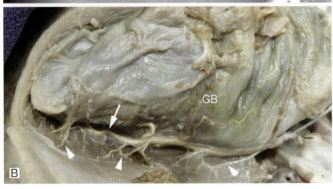

図2 胆嚢動脈

A：X線写真．胆嚢動脈にカテーテルを挿入しバリウムを注入して撮影．注入した動脈は深枝であり，胆嚢を栄養する血管を分岐後に肝動脈（矢頭）となっている．

B：肉眼解剖．X線写真ではわからない肝被膜動脈（矢頭）を分岐しているのが観察される．胆嚢動脈の末梢は胆嚢表面から次第に離れて肝内に向かっている（矢印）のが認められる．GB：胆嚢

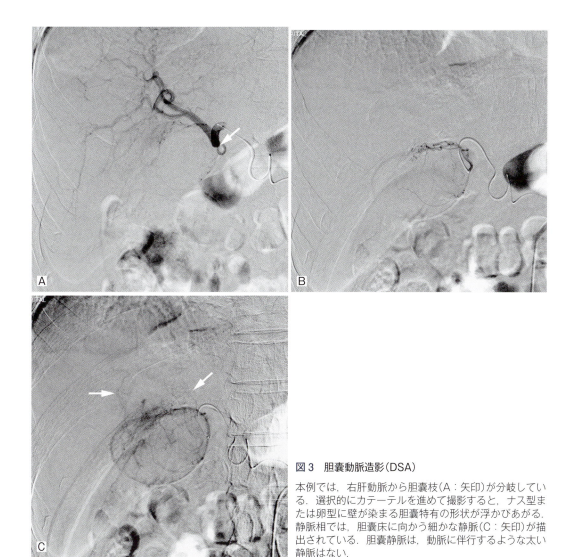

図3 胆嚢動脈造影(DSA)
本例では，右肝動脈から胆嚢枝(A：矢印)が分岐している．選択的にカテーテルを進めて撮影すると，ナス型または卵型に壁が染まる胆嚢特有の形状が浮かびあがる．静脈相では，胆嚢床に向かう細かな静脈(C：矢印)が描出されている．胆嚢静脈は，動脈に伴行するような太い静脈はない．

3 総胆管動脈

　Douglasら[12]は，総胆管の動脈支配を50体の注入標本を使って，下記の血管から栄養動脈が分岐して総胆管の周囲に絡みつくように存在することを示している．すなわち，後上膵十二指腸動脈(PSPDA)：100%，右肝動脈(RHA)：84%，後下膵十二指腸動脈(PIPDA)：56%，総肝動脈(CHA)：40%，右胃動脈(RGA)：44%，前下膵十二指腸動脈(AIPDA)：32%，胆嚢動脈(cystic A)：28%，上十二指腸動脈(supraduodenal A)：24%，前上膵十二指腸動脈(ASPDA)：24%，左肝動脈(LHA)：6%，胃十二指腸動脈(GDA)：2%，などである．これに対してNorthoverら[13]は見かたを変えて，21体の鋳型標本から総胆管の血流支配は，①下からの血流は60.1%(PSPDA：26.9%，retroportal A：15.8%，GDA：9.9%，その他：7.5%)と，②上からの血流は38.0%(RHA：25.5%，cystic A：7.5%，LHA：3.1%，その他：1.9%)からなり，基軸になる血管は3時・9時動脈であるという．

　ここでretroportal arteryという聞き慣れない

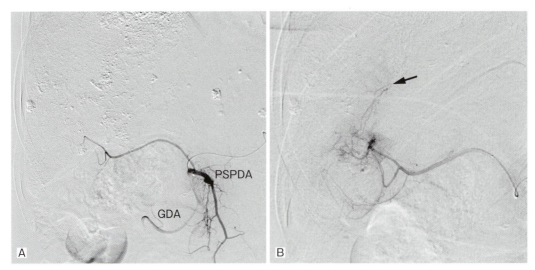

図4 胆囊動脈造影
DSA. 胆囊動脈が胃十二指腸動脈（GDA）の分枝である後上膵十二指腸動脈（PSPDA）から分岐している例．通常の腹腔動脈撮影で，前述のように胆囊特有の壁所見がみられた場合に，胆囊動脈を中枢側に追って起始部を同定する．選択的にカテーテルを挿入して造影すると，動脈相で肝内動脈枝（矢印）との交通が確認できる．

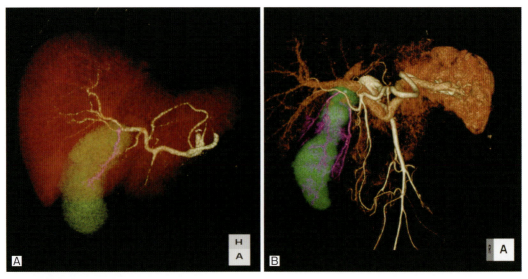

図5 胆囊動脈（3D-CT）
A：1本の胆囊動脈．胆囊壁の動脈（ピンク色）を同定して，その血管だけを選択して色を変えておくことで，胆囊動脈の肝動脈からの起始部が同定できる．
B：2本の胆囊動脈．胆囊動脈の多くが1本だが，5％以上で複数あるといわれている．特に，胆囊炎症例では胆囊動脈が拡張している場合が多く，したがって，胆囊動脈の同定が容易な場合が多い．

血管がでてくるが，これは腹腔動脈や上腸間膜動脈から直接分岐する血管で門脈の背側を横走して膵頭部に達し，総胆管へと向かう枝のことである．Vellar[14]は9体の注入標本で，9時方向は8例で3時方向は6例でみられ，このうち両者がみられたのは4例であったと報告し，総胆管の主たる栄養血管はPSPDAで，左右肝管の主たる栄養血管は左右肝動脈であると述べている．

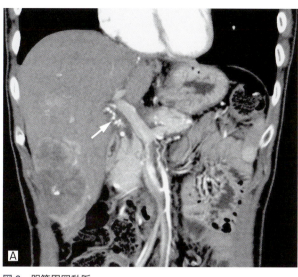
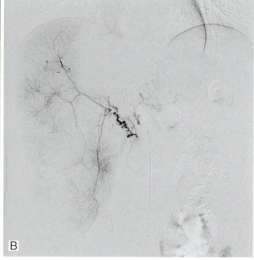

図6　胆管周囲動脈
A：造影CT-冠状断MIP画像．総肝動脈閉塞例の冠状断像である．この場合に総胆管を栄養する血管が発達し，その位置は3時(左)・9時(右)にあるといわれている．本例でも，9時の方向に動脈と考えられる屈曲蛇行した血管(矢印)が描出されている．
B：DSA像．マイクロカテーテルを上記の総胆管周囲動脈に選択的に挿入して，肝動注を行うことができた．

> **Topics バルーン閉塞下動注療法**
>
> 肝動脈塞栓術が始まった1980年代頃には総肝動脈が閉塞する例がみられ，その際に総胆管周囲の経路を介した側副路をみる機会があった．このような症例に対して，胃十二指腸動脈近位部をバルーン閉塞してその先端から薬剤をゆっくりと上腸間膜動脈(SMA)側から肝臓に向かう血流にのせて注入する方法が行われていた[15]．現在はマイクロカテーテルで側副路自体を直接塞栓することも可能(図6)である．

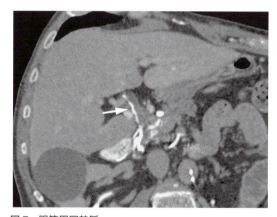

図7　胆管周囲静脈
カテーテルを総肝動脈に留置して撮影したCT-アンギオグラフィ像の門脈相である．膵頭部から総胆管の9時方向に沿って血管(矢印)が描出されており，胆管周囲静脈をみているものと考えられる．

4　総胆管静脈または胆管周囲静脈

　CBD周囲の静脈叢について，Vellar[16]は注入標本を使った結果から，3時・9時方向に静脈(図7)がみられ，その間には静脈網が存在し，上縁ではSg 1,4,5などに流入している．また胆嚢静脈は9時方向の静脈に，右胃静脈は3時方向の静脈にそれぞれ流入する．門脈が閉塞すると求肝性肝血流を保つべく，総胆管周囲の静脈が発達し，これをcavernous transformationと称している(図8)．
　またTerada[17]は，肝内胆管の周囲にある静脈叢が特発性門脈圧亢進症やHCCによる門脈閉塞とともに発達してくることを示している．Saint[18]は，この静脈叢が術中に総胆管を同定する指標に

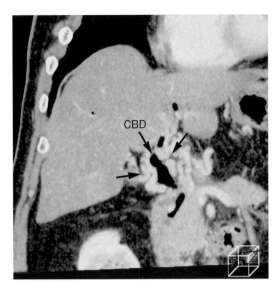

図8　cavernous transformation

門脈本幹が閉塞している症例の造影 CT 門脈相である．総胆管周囲の静脈を介して肝内門脈血流が保たれている．動脈と門脈の血流量の違いか，多くの蛇行した静脈血管（矢印）が（空気が入っている）総胆管（CBD）周囲に認められ，これを cavernous transformation と呼んでいる．

もなるという．また，胆囊管にはこの静脈叢はないので区別がつくとも述べている．

[文献]

1) Hollinshead WH. The kidney, ureters, and suprarenal glands. Anatomy for surgeons；Vol 2. Hoeber-Haper Book, pp357-358, 1956
2) Halvorsen JF, Myking AO. The arterial supply and venous drainage of the gallbladder. Acta Chir Scand 137：659-664, 1971
3) Daseler ED, Anson B, Hambley WC, et al. The cystic artery and constituents of the hepatic pedicle. SGO 85：47-63, 1947
4) Michels NA. Blood supply and anatomy of the upper abdominal organs. With a Descriptive Atlas. Pitman Medical Publishing Co. Ltd. London, pp139-154, 1955
5) 石塚正人．腹腔内臓に分布する動脈に関する解剖学的並びに応用解剖学的研究．第1編 腹腔動脈．鹿大医誌 10：175-185, 1958
6) 塚本 登．日本人腹腔内動脈ニ就テ．解剖誌 2：780-829, 1928
7) Sugita R, Yamazaki T, Fujita N, et al. Cystic artery and cystic duct assessment with 64-detector row CT before laparoscopic cholecystectomy. Radiology 248：124-31, 2008
8) 佐藤智丈．ヒト鋳型標本よりみた胆囊静脈の解剖学的研究．胆道 3：227-233, 1989
9) Yoshimitsu K, Honda H, Kaneko K, et al. Anatomy and clinical importance of cholecystic venous drainage：helical CT observations during injection of contrast medium into the cholecystic artery. AJR 169：505-510, 1997
10) Yoshimitsu K, Honda H, Kuroiwa T, et al. Liver metastasis from gallbladder carcinoma：anatomic correlation with cholecystic venous drainage demonstrated by helical computed tomography during injection of contrast medium in the cholecystic artery. Cancer 92：340-348, 2001
11) Miyayama S, Matsui O, Nishida H, et al. Transcatheter arterial chemoembolization for unresectable hepatocellular carcinoma fed by the cystic artery. J Vasc Interv Radiol 14：1155-1161, 2003
12) Douglas TC, Cutter WW. Arterial blood supply of the common bile duct. Arch Surg 57：599-612, 1948
13) Northover JMA, Terblance J. A new look at the arterial supply of the bile duct Br. J. Surg 66：379-384, 1979
14) Vellar ID. The blood supply of the biliary ductal system and its relevance to vasculobiliary injuries following cholecystectomy. ANZ J Surg. 69：816-829, 1999
15) Nakamura H, Hashimoto T, Oi H, et al. Hepatic embolization through periportal collaterals：balloon occlusion technique. AJR 148：626-628, 1987
16) Vellar ID. Preliminary study of the anatomy of the venous drainage of the intrahepatic and extrahepatic bile ducts and its relevance to the practice of hepatobiliary surgery. ANZ J Surg 71：418-422, 2001
17) Terada T, Takegoshi T, Doishita K, et al. Histological study of intrahepatic cavernous transformation in a patient with primary myelofibrosis and portal venous thrombosis. Virchows Arch A Pathol Anat Histopathol 412：339-345, 1988
18) Saint JA. The epicholedochal venous plexus and its importance as a means of identifying the common duct during operations on the extrahepatic biliary tract. Br J Surg 48：489-498, 1961

4章 膵臓・脾臓

1 膵臓

1.1 動脈

1.1.1 膵頭部

膵頭部の血管は，その右側にある十二指腸の血管と共通である．膵頭部は腹腔動脈と上腸間膜動脈 superior mesenteric artery（SMA）の間に位置しており両者の血管で栄養され，さらにこれらをつなぐ前後の動脈アーケードから血管が流入する構造となっている（**図1**）．すなわち上下前後の4方向の血管である．後上膵十二指腸動脈 posterior superior pancreaticoduodenal artery（PSPDA）・後下膵十二指腸動脈 posterior inferior pancreaticoduodenal artery（PIPDA）・前上膵十二指腸動脈 anterior superior pancreaticoduodenal artery（ASPDA）・前下膵十二指腸動脈 anterior inferior pancreaticoduodenal artery（AIPDA）から栄養される．これらの血管を分岐するのは胃十二指腸動脈であり，その末梢の右胃大網動脈（RGEA）は膵臓の前面を走行する．PSPDA は膵頭部背側に回らなければならないので，ASPDA よりも高位で分岐することになる．また ASPDA は球部の下で RGEA と分かれ，膵頭部の前面を十二指腸水平部の間（groove）に沿って下行し膵頭部下縁に至る[1]．この前のアーケードと比較すると，後のアーケードは groove から少し離れた頭側にある．このために PSPDA から十二指腸に向かう直動脈 vasa recta の長さは ASPDA よりも長いことになる．またこの2つのアーケードのほかに，後述のごとく prepancreatic arcade といわれるアーケードがみられる．

PSPDA と ASPDA は共通幹をなすことはないが，下方の PIPDA と AIPDA は共通幹をなすことが多く，SMA から直接または第1小腸枝と共通幹となすことが多いといわれる（約70%）[2]．代表的な図である Woodburn の図（**図2**）を挙げておく．

以下，血管別に概説する

（1）PSPDA

PSPDA は，通常総肝動脈から分岐した胃十二指腸動脈の約1～2 cm 遠位で分岐する．PSPDA は膵頭部の上外側縁を下行し総胆管の前方を通過する．径が約1～3 mm のこの動脈は膵十二指腸溝の背側面を下行し，次第に溝から離れて左方に向かい，PIPDA となって SMA と吻合する．このアーケードは後述する ASPDA-AIPDA のアーケードに比べて頭側に位置する．

PSPDA は時に肝動脈から分岐し（**図3**）[3]，acc/rep RHA からも分岐する．直動脈を膵十二指腸に分岐するのだが，膵枝は短く，十二指腸枝は長く表層を走行している[4]．PSPDA から分岐する総胆管の前面を上下に走行する2本の胆管枝は54%でみられる．また胆嚢枝も分岐することがある[5]．

細い枝が PSPDA から左に向かって膵頸部の上縁を走行し背膵動脈 dorsal pancreatic artery（DPA）と吻合する postpancreatic arcade がみられるが，後述する prepancreatic arcade[1] に比べて細い．

retroduodenal artery を Michels[6] は PSPDA と同じ意味で使っているが，Pierson[4] は胃十二指腸動脈 gastroduodenal artery（GDA）から分岐する十二指腸の背側面に分布する血管の意味で使って

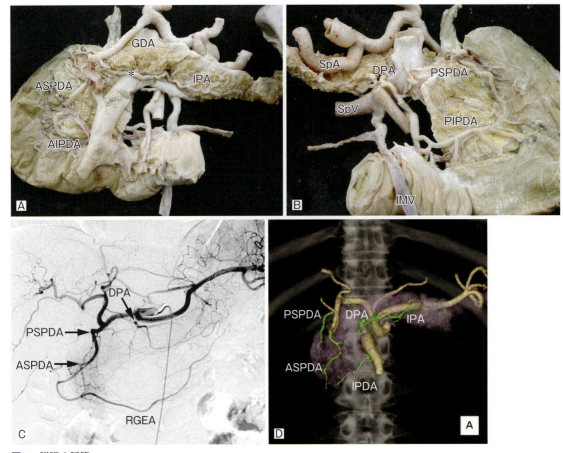

図1 膵臓の脈管

A：解剖例．右胃大網動脈は切除している．前上膵十二指腸動脈(ASPDA)は，膵・十二指腸の境界面から少し離れているのに対して，前下膵十二指腸動脈(AIPDA)は境界部を横走している．また胃十二指腸動脈から膵前面を横切って膵体部にある背膵動脈(DPA)と吻合する prepancreatic arcade(＊)がみられる．背膵動脈の左枝は下膵動脈(IPA)となって膵下縁を走行する．
　　膵前面の上，中，下の3か所から静脈が認められ，上の2つは門脈右縁に，下の静脈は門脈の背側を通って空腸枝に合流している．

B：解剖例．膵臓の上面を前後にまたぐようにして後上膵十二指腸動脈(PSPDA)は膵後面に入ってくる．前上膵十二指腸動脈とは異なり，膵・十二指腸の境界面を走行しているが，後下膵十二指腸動脈(PIPDA)は境界面よりも頭側を横走している．静脈は動脈に伴行している．本例では背膵動脈(DPA)は上腸間膜動脈から分岐している．SpA：脾動脈，SpV：脾静脈

C：腹腔動脈造影．膵臓は血管豊富であり画面の中央にうっすらと膵臓の形状が浮かんでいるのがわかる．DPA：背膵動脈，RGEA：右胃大網動脈．

D：膵枝(3D-CT)．CT画像から膵頭部のPSPDA・ASPDA・下膵十二指腸動脈(IPDA)をはじめ，上腸間膜動脈から分岐するDPAとそれに続くIPAを示している．膵臓そのものは紫色で表している．

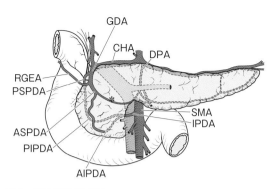

図2　膵動脈の模式図

Woodburn の膵動脈の模式図である.
前述の前後のアーケードのほかに,上前膵十二指腸動脈と背膵動脈との間にもアーケードができている.
DPA：背膵動脈,PSPDA：後上膵十二指腸動脈,PIPDA：後下膵十二指腸動脈,ASPDA：前上膵十二指腸動脈,AIPDA：前下膵十二指腸動脈,RGEA：右胃大網動脈,SMA：上腸間膜動脈,CHA：総肝動脈,GDA：胃十二指腸動脈
＊　prepancreatic arcade
(Woodburne RT, Olsen LL. The arteries of the pancreas. Anat Rec 111：255-270, 1951 より)

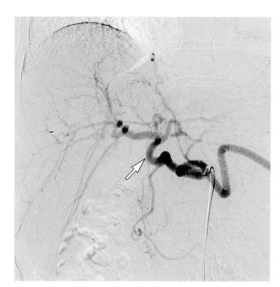

図3　PSPDA の亜系

DSA. 胃十二指腸動脈の最初の枝が通常後上膵十二指腸動脈(PSPDA)なのだが,時に肝動脈から分岐する場合もみられる.

いるので注意すること.

(2) ASPDA

ASPDA は,通常総肝動脈から分岐した胃十二指腸動脈の約 2〜6 cm 遠位で分岐する[6]が,右胃大網動脈とともに GDA の終末枝ともいえる.膵前面を膵十二指腸溝よりも 1.5〜2 cm 離れて下行する[4]. しかし水平脚に到達すると膵十二指腸溝を走行しながら AIPDA に移行して anterior arcade を形成する. ASPDA から左方に向かう枝と DPA の右枝との吻合を prepancreatic arcade と呼んでおり 93.3％ でみられるという[1].

上膵十二指腸動脈 superior pancreaticoduodenal artery(SPDA) は ASPDA と PSPDA の共通幹だが稀である[6].

(3) AIPDA と PIPDA

前後の膵十二指腸動脈アーケードの下枝は AIPDA と PIPDA であり,これらは別々に SMA から分岐することもあるが,共通幹すなわち下膵十二指腸動脈 inferior pancreaticoduodenal artery(IPDA)となることが多い(図4)[7,8]. PIPDA は膵十二指腸溝のやや上方を走行するので AIPDA に比べて頭側を走行することになる. IPDA の太さは 1.5〜3 mm[7]で,SMA の右側の第 1 枝として分岐するか,第 1 空腸動脈と共通幹をなして SMA のやや後ろまたは左側から分岐する. GDA が総胆管 common bile duct(CBD)の左側に位置すると,PSPDA は CBD の前を通過することになる.

1.1.2 膵体尾部

(1) DPA と IPA

DPA は脾動脈の近位 2 cm・肝動脈・腹腔動脈幹・上腸間膜動脈の近位部の 4 つの起始部(図5)の可能性がある. DPA はだいたい 1.5 mm で,superior pancreatic artery[4,10]と呼ばれることもある. DPA は膵頸部の背側にあり左右に向かって枝を出しており,それらを含めて逆 T 型の形状をしている(図6). 前述のごとく右枝は膵頭部前面を横切って prepancreatic arcade[1]を形成する. 左枝は下膵動脈 inferior pancreatic artery(IPA)(または横行膵動脈と呼ばれる)となって膵臓の下縁背側を走行する[2,4]. もし DPA がない場合には

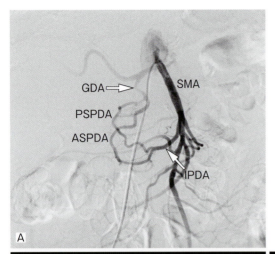

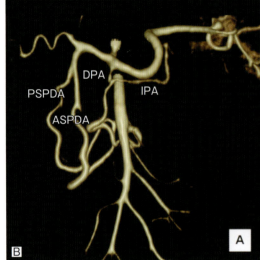 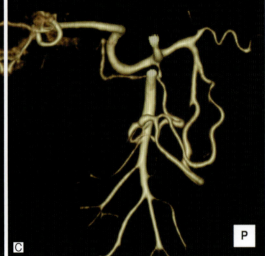

図4 正中弓状靱帯圧迫例における膵頭部アーケード

A：上腸間膜動脈撮影．下膵十二指腸動脈は別々に上腸間膜動脈から分岐する場合や共通幹を作る場合，またさらに第1空腸枝と共通幹を作る場合などがある．膵頭十二指腸切除をする際に，アプローチによっては動脈分岐形式を前もって把握しておくことが重要になる．median arcuate ligament compression（MALC）のない普通の症例における膵頭部アーケードは，腹腔動脈造影と上腸間膜動脈造影を見比べながら，前者由来のPSPDA・ASPDAと後者由来のIPDA・PIPDA・AIPDAが交通することを確認しなければならない．通常血流は上下で拮抗するのでどちらかの撮影だけでアーケードがきれいに描出されるとは限らない．

B，C：3D-CT．前後の膵十二指腸アーケードは背膵動脈（DPA）・下膵動脈（IPA）などとも吻合している様子がわかる．膵頭十二指腸の動脈は前後でそれぞれ上下のアーケードを形成しているのが特徴で，それが顕著にみられるのが本例のようなMALCを有する症例である．腹腔動脈の起始部が狭窄しているので，肝動脈への血流がこのアーケードを介して行われるために発達してくる．PSPDA：後上膵十二指腸動脈，ASPDA：前上膵十二指腸動脈

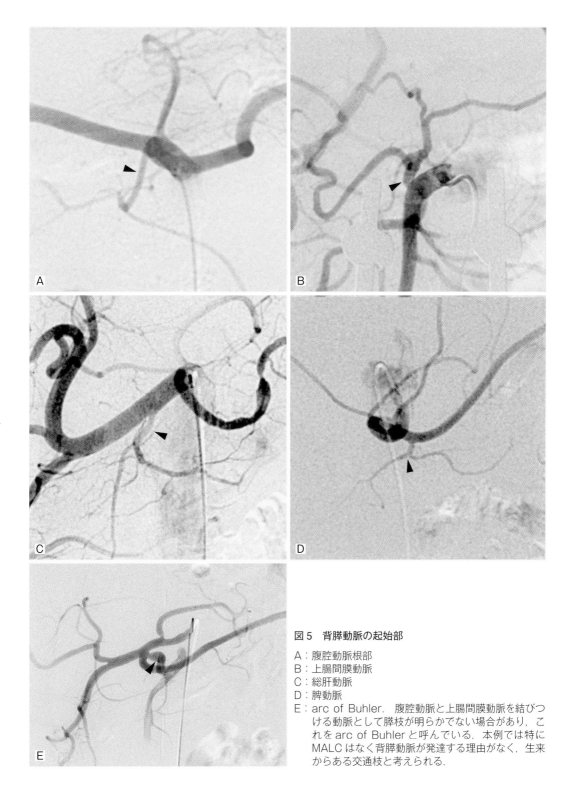

図5 背膵動脈の起始部

A：腹腔動脈根部
B：上腸間膜動脈
C：総肝動脈
D：脾動脈
E：arc of Buhler. 腹腔動脈と上腸間膜動脈を結びつける動脈として膵枝が明らかでない場合があり，これを arc of Buhler と呼んでいる．本例では特にMALC はなく背膵動脈が発達する理由がなく，生来からある交通枝と考えられる．

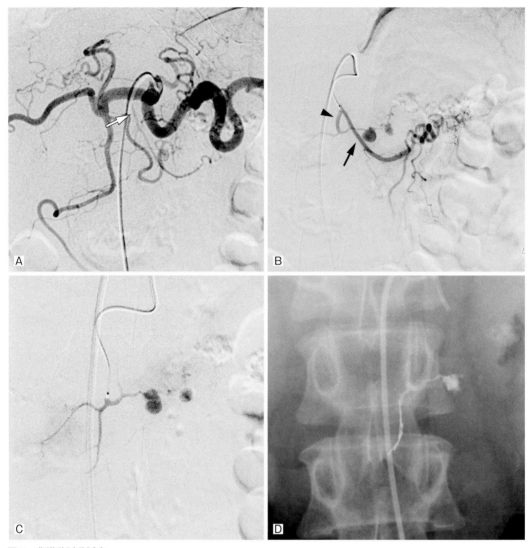

図6 背膵動脈動脈瘤
慢性膵炎で背膵動脈に仮性動脈瘤が形成された症例．造影CTで仮性動脈瘤が描出されており，腹腔動脈造影でも確認できる．総肝動脈の近位部から背膵動脈（白矢印）が分岐しており，選択的造影を行うと背膵動脈そのもの（矢頭）から横走する下膵動脈と副中結腸動脈（黒矢印）が認められた．背膵動脈にさらにカテーテルを進めて，仮性動脈瘤をNBCAで塞栓した．

ASPDAの左枝がIPAに連続する．またIPAは大膵動脈 great pancreatic artery（GPA）と膵尾動脈 caudal pancreatic artery（CPA）と吻合する．

DPAから派生した枝が膵体部背側を下行し中結腸動脈に連続することがある（図7）[10, 11]．この場合，横行結腸の遠位部1/3から脾彎曲付近に分布する[12]．

また大網枝も分岐することがあり，2枚ある大網のうち背側（後ろ）の部分に分布するので後大網枝と言われる[12]．

(2) GPAとCPA

脾動脈から数本の膵動脈が分枝する[9, 11]．最も大きなものを大膵動脈（図8）と呼んでおり，脾動脈の中ほどから遠位1/3で分枝し，膵組織の後面から分布している．そしてIPAと吻合し，また脾動脈末梢から脾門部の左胃大網動脈から分岐す

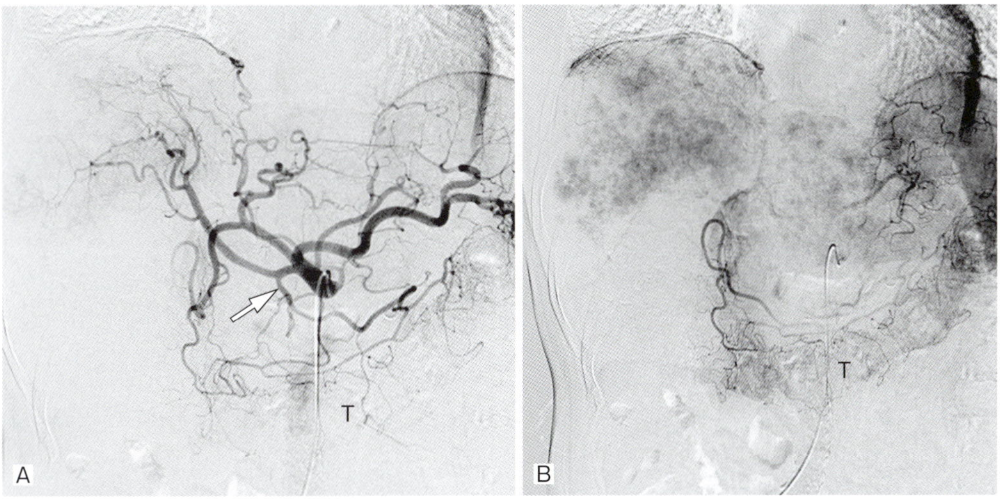

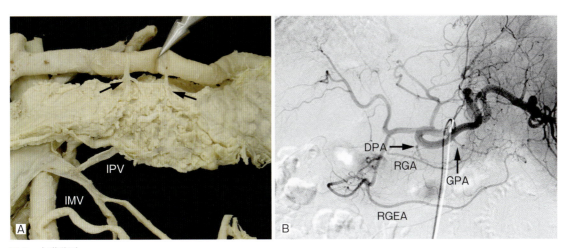

図7 背膵動脈から分岐する副中結腸動脈

A：腹腔動脈造影早期相．背膵動脈(矢印)は，このように右肝動脈を分岐するほか，中結腸動脈も分岐することがあり，上腸間膜動脈から分岐する通常の中結腸動脈と区別するためにここでは副中結腸動脈とする．膵前面にある横行結腸間膜の中を副中結腸動脈が横行結腸に達する．
B：同静脈相．脈相では本例では横行結腸(T)の遠位部半分の染まりが認められる．通常は横行結腸遠位部を栄養する範囲は狭いことが多い．

図8 大膵動脈

A：膵体部の血管解剖．脾動脈から膵体部上縁に向かってやや太い血管(矢印)が分岐している．これらのうち最も太いものを大膵動脈と呼ぶが，膵体部(上)の栄養血管となっている．これに対して膵体部(下)は水平に走る横行膵動脈または下膵動脈と呼ばれる血管によって栄養されている．IMV：下腸間膜静脈，IPV：下膵静脈
B：脾動脈の近位部から分岐しているのが背膵動脈で，その遠位で分岐している膵枝が大膵動脈となる．DPA：背膵動脈，GPA：大膵動脈，RGA：右胃動脈，RGEA：右胃大網動脈

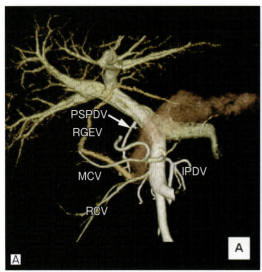
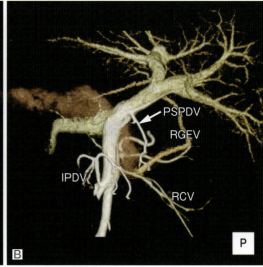

図9 膵静脈
CTAPの画像から作成した．SMAに留置したカテーテルからの造影にて膵頭十二指腸部にも造影剤が注入されるので静脈を選択的に拾い上げた．PSPDVは必ずと言ってよいほどよく描出され，門脈本幹の右縁に流入する．また下膵十二指腸静脈は門脈の背側を回り込んで第1空腸静脈に流入している．
右胃大網静脈・右または中結腸静脈，そして前上膵十二指腸静脈(ASPDV)が合流する傾向があり，これをgastrocolic trunkと呼んでいる．RGEV：右胃大網静脈，MCV：中結腸静脈，RCV：右結腸静脈，IPDV：下膵十二指腸静脈

る膵尾動脈と吻合する．GPAも後大網枝を分枝する．

1.2 静脈

1.2.1 膵頭部

膵頭部は動脈と同じように前後上下膵十二指腸静脈に還流し，やはり前後のアーケードを形成している[2,9,13-15]．膵体尾部にはleft pancreatic vein (LPV)と呼ばれる多数の小静脈がみられる．さらに膵下縁を走行する下膵静脈inferior pancreatic vein (IPV)が下腸間膜静脈inferior mesenteric vein (IMV)やSMVに流入する．以下，血管別に概説する．

(1) PSPDV

膵頭部十二指腸背側面はCBDの背側に位置する．後上膵十二指腸静脈posterior superior pancreaticoduodenal vein (PSPDV)に流入し，門脈の背側右側に流入する．すなわちPSPDVはSMVと脾静脈splenic vein (SpV)の合流部よりも1.5〜3.0 cm上の門脈に流入する(図9)[15]．動脈と同じように後下膵十二指腸静脈posterior inferior pancreaticoduodenal vein (PIPDV)と吻合してアーケードを形成する．

Reichardら[15]の言うdorsal pancreatic veinはFalconerら[9]のsecond (lower) PSPDVと同じであり，すなわちPetren[16]の言うanterior middle pancreaticoduodenal vein (AMPDV) (図10)に即して命名するならばposterior middle pancreaticoduodenal vein (PMPDV)となる．すなわち動脈でみられる上下のアーケードに加えてその間の静脈もあるということである．

(2) ASPDV

膵頭部十二指腸腹側面は前上膵十二指腸静脈anterior superior pancreaticoduodenal vein (ASPDV)に流入し，膵十二指腸溝を離れて内側に向かってSMVとSpVの合流部よりも1.5〜

3.0 cm下方のSMV右壁のgastrocolic trunk[4, 14]に合流する．gastrocolic trunkは右胃大網静脈・ASPDV・右または中結腸静脈より構成される（図9）．

(3) PIPDVとAIPDV

PIPDVは十二指腸水平脚上縁に沿って膵鉤部内側縁に向かい[9, 14]，SMV左壁にある第1空腸枝に合流するかまたは直接SMVに流入する．AIPDVとともに共通幹すなわち下膵十二指腸静脈（IPDV）となって第1空腸枝に合流することもある（図9）[9]．AIPDVもほぼ水平に走行し，一部膵鉤部に覆われてSMVの背側を回って第1空腸枝に合流する[9]．

1.2.2 膵体尾部

(1) IPVとLPV

下膵静脈 inferior pancreatic vein（IPV）は膵体部下縁を走行し（図11），膵からの多数の枝[9, 13-15]を受け入れながらIMVまたはSMV左縁に流入する．

脾静脈は膵体尾部の背側に位置することから多数の静脈が流入する．これらを left pancreatic vein（LPV）[13]またはcaudal pancreatic vein[17]と呼んでいる．LPVは細く0.13 cmを超えることなく長さも数mm[18]である．IPVはLPVと吻合する．

(2) その他の膵静脈

このほかにも細かな静脈の報告があるのだが，報告者によって名称が異なる場合もあり注意を有する．Birtwisleら[14]は，PVやSMVの前面に流入するsuperior and inferior isthmic veins を報告している．一方Mouradら[13]は，the isthmic veins として膵頭部・体部の静脈吻合を報告しているが，この静脈はSMVの背側に位置しており両者の静脈は異なるようである．SMVの背側にある膵頭部の背側表面静脈の1つであるretrovenous pancreatic vein（図12）[14]はFalconerらのpancreatic cervical vein[9]と同じようだ．

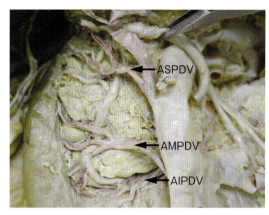

図10 膵前面の静脈

解剖例．同名静脈のほかにも上下の間にある前中膵十二指腸静脈（AMPDV）とも言える静脈を見ることがある．ASPDV：前上膵十二指腸静脈，AIPDV：前下膵十二指腸静脈

1.2.3 median arcuate ligament compression（MALC）

Dunbarら[19]は通常の検査では説明がつかない腹痛と腹部雑音のある患者27名の大動脈撮影を行ってそのうち15名で"median arcuate ligament of diaphragm"による腹腔動脈の圧迫があった（図13）と報告している．手術を行った13例では12例が女性，1例が男性であり，その年齢分布は19〜51（34.5歳）と若いものであった．Reuter[20]は大動脈撮影では深呼気の状態で撮影することで一層腹腔動脈の狭窄がはっきりすることを示した．この腹腔動脈狭窄が「症状」をきたすかどうかについては判然としておらず，Szilagyiら[21]は，腹腔動脈狭窄と症候とは関係ないと結論している．ちなみに同じ病態を英語では，compression by median arcuate ligament，median ligament compression syndrome，median arcuate ligament compression[22, 23]など，いろいろな呼びかたをされている．正中弓状靱帯圧迫は，CTにて膵頭部血管が拡張していることに気づき，さらに腹腔動脈根部の矢状断像を作成すれば容易に診断がつく（図14）．

肝動脈塞栓術で問題となるのは，これが術前に

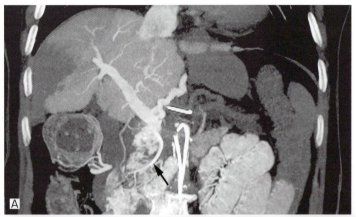
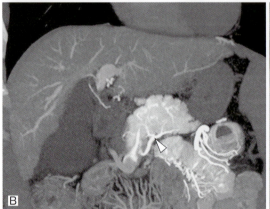 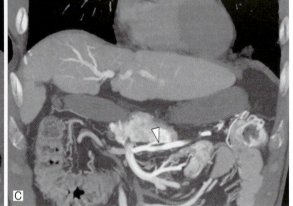

図11 膵静脈の流出経路（CTAP像）
A：下膵十二指腸静脈（矢印）が門脈本幹左縁に流入している．
B：膵体部下面の下膵静脈（矢頭）が門脈本幹左縁に流入している．
C：同様に膵体部下面の下膵静脈（矢頭）が下腸間膜静脈に流入している．

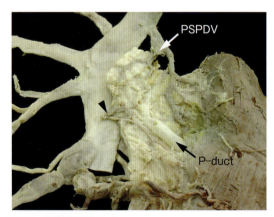

図12 膵頭部背側面
解剖例．膵頚部付近の静脈を集めて門脈背側面に流入する静脈（矢頭）（retrovenous pancreatic vein）を認める．
PSPDV：後上膵十二指腸静脈，P-duct：主膵管

診断できるかどうかで，腹腔動脈をカテーテルで探すあまりに傷つけてしまう可能性を減らせるかどうかであろう．Patten[24]は，CTにて腹腔動脈の狭小化と膵周囲の側副路の発達を10 mm厚のCTを用いて最初に指摘している．最近ではCT-アンギオグラフィを用いて腹腔動脈起始部の狭窄の様子を3D画像や2D-MIPで表現する方法が紹介されている[25]．また肝動脈塞栓術とは直接関係はないが，膵頭部アーケードの動脈瘤と正中弓状靭帯圧迫の合併が報告されている（図15）[26]．

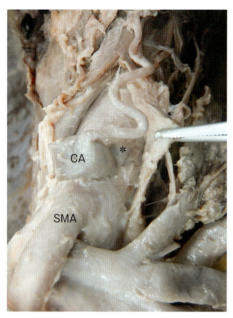

図13 median arcuate ligament compression(MALC)

解剖例．腹腔動脈(CA)起始部は横隔膜脚によって中枢側が圧迫され内腔が狭窄している．動脈に圧痕(＊)が認められる．SMA：上腸間膜動脈

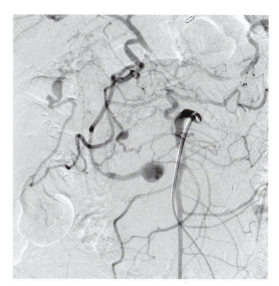

図15 MALC症例にみられた動脈瘤

DSA．MALCを合併する例では，発達した膵十二指腸動脈アーケードに動脈瘤を形成することが知られており，また正確な発生率は不明だが同動脈瘤破裂による出血例も報告されている．本例は前後両方のアーケードに動脈瘤を生じたため金属コイルなどで用いて塞栓した．この場合，背膵動脈などを介した腹腔動脈・上腸間膜動脈交通がはっきりしていないときは，肝動脈・脾動脈などへの血流不足が危惧される．

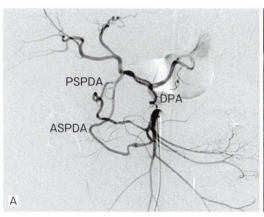
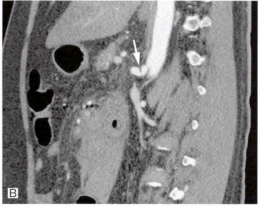

図14 MALC

A：DSA．MALCを有する場合，膵頭十二指腸アーケードの発達のほかに腹腔動脈と上腸間膜動脈をつなぐ背膵動脈を介した側副路がみられる場合もある．DPA：背膵動脈，PSPDA：後上膵十二指腸動脈，ASPDA：前上膵十二指腸動脈 B：MALCの疑われる症例では，CTの矢状断画像を作成することで，横隔膜脚が腹腔動脈根部上縁を圧迫（矢印）しているのが確認できる．

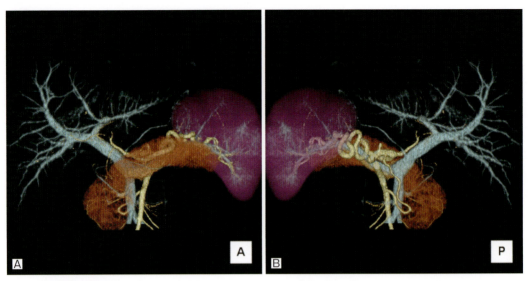

図16 脾動静脈の関係

3D-CT. 脾動脈と脾静脈の関係. Aは腹側面、Bは背側面. 脾静脈は比較的まっすぐな走行をするのに対して、脾動脈は屈曲蛇行する傾向がある.

2 脾臓

2.1 脾動脈

脾動脈 splenic artery (SpA) は腹腔動脈の3枝の1枝であるが，起始に関しては腹腔動脈の項で述べたように必ずしも3枝がすべて一緒に分岐しているわけではない．この分岐形式については総論の腹腔動脈の項(3頁)を参照のこと．

SpAは胃の背側を走行し膵臓の上縁また背側〔膵臓の上縁は8/30(26.7％)・背側は21/30(70％)〕[27]を左右に屈曲蛇行しながら向かい(図16)，その途中で膵体尾部に分布する膵枝を分岐する[28]．また，胃に向かって短胃動脈を分岐しその数は1～7本で2～4本が最も多い．脾門部から脾臓内に入るが，その枝は2～6本で3～4本が最も多い．また左胃大網動脈を分岐し，胃の大彎に沿って右方へ向かい右胃大網動脈と吻合する．

短胃動脈のほかにも後胃動脈が近位1/3で分岐しており約60％でみられ[29]，SpAの上縁から分岐して小網の背側部を上行して胃後壁上部を栄養する．その径は約2mm程度である．SpAから分岐する膵枝には，背側膵動脈(1～4mm)，大膵動脈(2～4mm)，膵尾動脈がある．

SpAの起始部から上下終枝に分岐するまでの長さは，平均約10cmで脾門部までの長さは約12cm[27](表1)である．ところでSpAは腹腔動脈の3つの枝のなかで最も太い．Michelsによれば[30]肝臓の体積と脾臓の体積を比べ，脾臓のほうが小さいにもかかわらず動脈径は太い(平均7mm：5～12mm)．また副脾も膵尾動脈から栄養されることもあるという．

脾門部における脾動脈の分岐について吉川らは[31]上・下終動脈に分かれるものが85.9％，上・中・下終動脈に分かれるものは14.1％で，それぞれの終動脈の太さは約3mmであったと報告して

表1 脾動脈の長さ

	長さ	平均
Michels	8～32 cm	13 cm
石塚	9.9～16.5 cm	12.3 cm
下山	—	11 cm

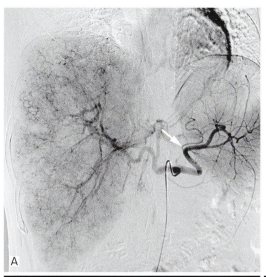
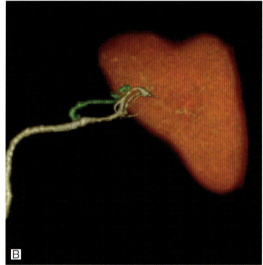
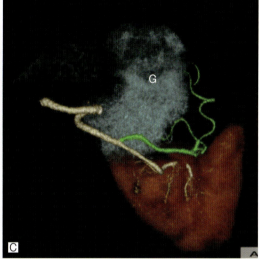

図17 脾上極枝と後胃動脈
A, B：脾上極枝脾動脈の分岐が臨床的に重要となる場合は少ないと思うが，このように上極に向かう血管(矢印)が脾動脈の手前で分岐する場合がある．
C：後胃動脈．脾動脈の中程から分岐する枝として後胃動脈(緑)が認められる．G：胃．

いる．またこれらの枝に先立ち脾動脈幹から独立枝として左上方に向かって脾上極に入る脾上極枝(図17B)がみられる場合がある．武田[32]によれば，この動脈の出現頻度は31.7%で太さは2 mm，分岐点は脾動脈のほぼ中程とのことである．このように脾動脈幹の途中から分岐する血管として後胃動脈(図17C)もある．

2.2 脾静脈

脾静脈 splenic vein(SpV)はSpAの尾側に位置し，SpAが膵臓の上縁を走行しSpVは膵臓の背側を走行する．脾門部では頭側では短胃静脈が，尾側では左胃大網静脈が流入している．SpV本幹から頭側に上方に向かう血管として後胃静脈がみられる．膵体部ではSpVに10本程度の小静脈すなわち膵静脈が流入する[16]．

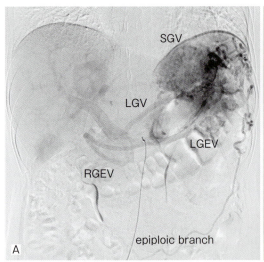 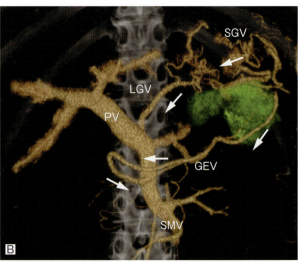

図18 膵体尾部腫瘍に伴う静脈側副路
A：腹腔動脈DSA．脾静脈が完全に閉塞しているので，①短胃静脈(SGV)から胃壁そして左胃静脈(LGV)を介して門脈へ流れる経路，②左胃大網静脈から右胃大網静脈を介する経路が発達する．一部大網枝も拡張する場合もある．
RGEV：右胃大網静脈，LGEV：左胃大網静脈，PV：門脈，GEV：胃大網静脈，epiploic branch：大網枝
B：3D-CT．Aと状況は同じ．造影CTでも十分に血管侵襲に伴う側副路の発達が観察できる．

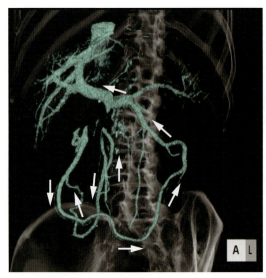

図19 膵頭部腫瘍に伴う静脈側副路
上腸間膜静脈の根部が閉塞しているので，小腸の静脈血は右結腸静脈へと流れ，横行結腸を右から左に向かって下腸間膜静脈に合流．本例では下腸間膜静脈が脾静脈の下縁に流入するので，これを介して脾静脈から門脈へと流れる．

SpVに流入する静脈として左胃静脈・下腸間膜静脈も挙げられるが，これらの流入形式については門脈の項(52頁)を参照のこと．

2.3 膵炎または膵癌による静脈閉塞時の側副路

膵癌または慢性膵炎に伴うSpV・PV・SMVの狭窄・閉塞に伴い，さまざまな側副路が発達する[33]．

(1) 膵体尾部のSpV閉塞(図18)

脾静脈血は短胃静脈か左胃大網静脈の2種類の静脈に流れる．短胃静脈からは胃穹窿部を介して，左・右胃静脈(冠状静脈)に向かう．この際に胃静脈瘤を形成することがあり，肝硬変がない患者で胃静脈瘤を見たときには膵癌・慢性膵炎を疑う根拠となる．左胃大網静脈は胃の大彎側を流れ，右胃大網静脈に到達するほかに大網枝を介してやはり右胃大網静脈に到達する．

(2) 膵頭部でのSMV閉塞(図19)

SMVの近位部(中結腸静脈や右結腸静脈流入部)が閉塞した場合，SMVの血流がどのようにし

てPVへ向かうかというと，小腸の静脈血は右半結腸静脈へ，さらに横行結腸の辺縁静脈を介してIMVへ流入することが可能である．ここでIMVがSpVに流入していればPVへと還流することは可能である．

[文献]

1) Woodburne RT, Olsen LL. The arteries of the pancreas. Anat Rec 111 ; 255-270, 1951

2) Olsen LL, Woodburne RT. The vascular relations of the pancreas. Surg Gynecol Obstet 99;713-719, 1954

3) Bertelli E, Gregorio F Di, Bertelli L, et al. The arterial blood supply of the pancreas : a review Ⅱ. The posterior superior pancreaticoduodenal artery. An anatomical and radiological study. Surg Radiol Anat 18 ; 1-9, 1996

4) Pierson JM. The arterial blood supply of the pancreas. Surg Gynecol Obstet 77 ; 426-432, 1943

5) Michels NA. The anatomic variations of the arterial pancreaticoduodenal arcades. J Int Coll Surg 37;13-40, 1964

6) Bertelli E, Gregorio F Di, Bertelli L, et al. The arterial blood supply of the pancreas : a review Ⅰ. The superior pancreaticoduodenal and the anterior superior pancreaticoduodenal arteries. An anatomical and radiological study. Surg Radiol Anat 17 ; 97-106, 1995

7) Bertelli E, Gregorio F Di, Bertelli L, et al. The arterial blood supply of the pancreas : a review Ⅲ. The inferior pancreaticoduodenal artery. An anatomical and radiological study. Surg Radiol Anat 18 ; 67-74, 1996

8) Bertelli E, Gregorio F Di, Bertelli L, et al. The arterial blood supply of the pancreas : a review Ⅳ. The anterior inferior and posterior pancreaticoduodenal aa., and minor sources of blood supply for the head of the pancreas. An anatomical and radiological study. Surg Radiol Anat 19 ; 203-212, 1997

9) Falconer WA, Griffiths E. The anatomy of the blood-vessels in the region of the pancreas. British Journal of Surgery 37 ; 334-344, 1950

10) Bertelli E, Gregorio F Di, Mosca S et al. The arterial blood supply of the pancreas : a review V. The dorsal pancreatic artery. An anatomical and radiological study. Surg Radiol Anat 20 ; 445-452, 1998

11) Matsumura H. The significance of the morphology of the dorsal pancreatic artery in determining the presence of the accessory right hepatic artery passing behind the portal vein. Acta Anat Nippon 73 ; 517-527, 1998

12) Michels NA. Blood supply of the pancreas and the duodenum in Blood supply and anatomy of the upper abdominal organs, Michels NA, eds. Lippincott, pp.236-247, 1955

13) Mourad N, Zhang J, Rath AM et al. The venous drainage of the pancreas. Surg Radiol Anat 16 ; 37-45, 1994

14) Birtwisle Y, Ferrari C, Bourgeon A, et al. Venous drainage of the pancreas and its relations to pancreatic phlebography. Anat Clin 5;103-113, 1983

15) Reichard W, Cameron R. Anatomy of the pancreas veins. Acta Radiol Diagn 21 ; 33-41, 1980

16) Petren T. Die Arterien und Venen des Duodenums und des Pankreaskopfes beim Menschen. Z Anat Entwickl Gesch 90 ; 234-277, 1929

17) Keller FS, Niles NR, Rösch J, et al. Retrograde pancreatic venography : autopsy study. Radiology 135 ; 285-293, 1980

18) Douglass BE, Baggenstoss AH, Hollinshead WH. The anatomy of the portal vein and its tributaries. Surg Gynecol Obstet 91 ; 562-576, 1950

19) Dunbar JD, Molnar W, Beman FF, et al. Compression of the celiac trunk and abdominal angina. AJR 95 ; 731-744, 1965

20) Reuter SR. Accentuation of celiac compression by the median arcuate ligament of the diaphragm during deep expiration. Radiology 98 ; 561-564, 1971

21) Szilagyi DE, Rian RL, Elliott JP, et al. The celiac artery compression syndrome : does it exist? Surgery 72 ; 849-863, 1972

22) Curl JH, Thompson NW, Stanley JC. Median arcuate ligament compression of the celiac and superior mesenteric arteries. Ann Surg 173 ; 314-320, 1971

23) Reuter SR, Bernstein EF. The anatomic basis for respiratory variation in median arcuate ligament compression of the celiac artery. Surgery 73 ; 381-385, 1973

24) Patten RM, Coldwell DM, Ben-Menachem Y. Ligamentous compression of the celiac axis : CT findings in five patients. AJR 156 ; 1101-1103, 1991

25) Horton KM, Talamini MA, Fishman EK. Median Arcuate Ligament Syndrome : Evaluation with CT Angiography. Radiographics 25 ; 1177-1182, 2005

26) Sugiyama K, Takehara Y. Analysis of five cases of splanchnic artery aneurysm associated with coeliac artery stenosis due to compression by the median arcuate ligament. Clinical Radiology 62 ; 688-693, 2007

27) 石塚正人．腹腔内臓に分布する動脈に関する解剖学的並びに応用解剖学的研究．第1編 腹腔動脈．鹿児島大医誌10；175-185，1958

28) 塚本 登．日本人腹腔内動脈ニ就テ．解剖誌2；780-829，1928

29) Suzuki K, Prates JC, DiDio LJ. Incidence and surgical importance of the posterior gastric artery. Ann Surg 187 ; 134-36, 1978

30) Michels NA. The spleen, the splenic artery and the intrasplenic circulation in Blood supply and anatomy of the upper abdominal organs, Michels NA, eds. Lippincott, Philadelphia, pp.201-235, 1955

31) 吉川文雄，松井基二．脾門部における脾動脈の分岐について．日医大誌27；126-133，1960

32) 武田義雄. 脾上極枝(a. polaris superior)の局所解剖学的研究. 日医大誌 38；107-116, 1971
33) Ibukuro K, Ishii R, Fukuda H, et al. Collateral venous pathways in the transverse mesocolon and greater omentum in patients with pancreatic disease. AJR 182；1187-1193, 2004

5章 腎臓・副腎・性腺

1 腎臓

1.1 腎動脈

1.1.1 起始部

腎動脈は大動脈の外側壁から分岐しており，その高さは上腸間膜動脈よりやや低い．右腎動脈は左腎動脈より長く，通常下大静脈の背側を走行している（図1）．また腎動脈は副腎枝，上部尿管枝，腎周囲脂肪枝なども分岐している．椎体を基準とした左右腎動脈起始の高さは表1を参照のこと[1-3]．左右の高さの比較では右がやや高い．

塚本は腎動脈の方向について，右側は右37.9%，右下54.0%，右上8.0%，左側は左41.2%，左下42.8%，左上15.8%と報告している[2]．

通常，静脈系のほうが動脈系より異型が多いとされるが，腎動脈は例外でむしろ腎動脈の変異のほうが静脈よりも多い．腎動脈の本数については，井上が自験例と海外の文献のデータも含めたうえ，1本は60〜89%であるのに対して複数本は11〜40%にみられたと報告している[4]．井上・塚本らの結果を表2に示す．

右腎動脈が複数ある場合に，下方から分岐する腎動脈は下大静脈の腹側を走行する（図2）．これは腎より下方の下大静脈は，背側にある"supra cardinal vein（主上静脈）"から発生するために，腹側にある"sub cardinal vein（主下静脈）"から発生する下大静脈に比べ発生学的に背側に位置するためである[5]．

過剰腎動脈の半分は腎門部に向かうが，半分は直接上極・下極に向かう．副腎動脈から過剰腎動

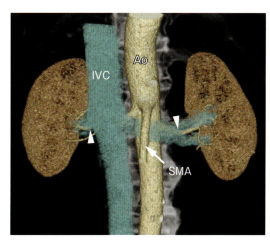

図1 腎動静脈の位置関係

3D-アンギオグラフィ．腎動脈は腎静脈の背側を走行しており，左腎静脈は大動脈と上腸間膜動脈の間を走行している．左腎静脈は明らかに右腎静脈に比べて長い．Ao：大動脈，IVC：下大静脈，SMA：上腸間膜動脈

表1 腎動脈の高さ

右腎動脈の高さ	石塚	Adachi	塚本
T12	9.1%	3.6%	—
T12/L1	18.2%	1.8%	2.0%
L1	72.7%	38.2%	19.2%
L1/L2	—	32.7%	29.3%
L2	—	20.0%	43.4%
それ以下	—	3.6%	6.1%

左腎動脈の高さ	石塚	Adachi	塚本
T12	13.6%	—	—
T12/L1	9.1%	3.6%	—
L1	77.3%	34.5%	21.2%
L1/L2	—	30.9%	19.2%
L2	—	27.3%	50.5%
それ以下	—	3.6%	9.1%

表2　腎動脈の本数

腎動脈		井上	海外の文献データ	塚本（99例）	
				右	左
1本		86側	60〜89%	78.7%	74.7%
複数	2本	14側	11〜40%	19.1%	21.2%
	3本			1.0%	4.0%
	4本			1.0%	0.0%

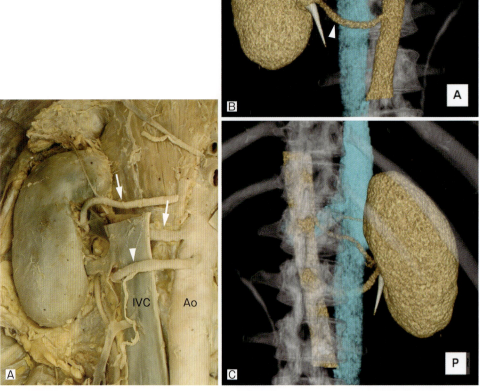

図2　複数腎動脈

A：右腎動脈が複数ある解剖例．右腎動脈が複数ある場合には足側の動脈（矢頭）は下大静脈（IVC）の腹側を走行する場合がある．本例では3本ある腎動脈のうち頭側の2本（矢印）は下大静脈の背側を，足側の1本は腹側を走行している．Ao：大動脈

B, C：3D-アンギオグラフィ．本例では右腎背側に向かう血管は頭側から分岐しており下大静脈の背側を走行し，腹側に向かう血管は足側から分岐して下大静脈の腹側を走行している．左腎静脈で大動脈を取り囲むように2本ある場合を circumaortic left renal vein というが，これは circum IVC right renal arteries とでも言うべきか．

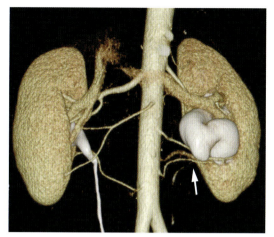

図3 複数腎動脈による尿管腎盂移行部狭窄

腎動脈が複数ある場合には腎盂尿管移行部付近がこれらの血管によって圧迫されるために狭窄をきたすことがあるといわれる．右側では2本の腎動脈に挟まれたような形になっているが狭窄とはなっていないようである．しかし左側は2本の動脈と1本の静脈が腎盂尿管移行部（矢印）を取り巻いており，これが狭窄の原因となっていることが考えられる．

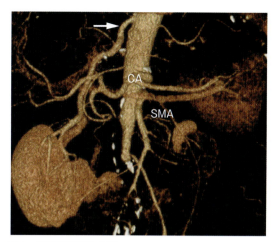

図4 右腎動脈高位分岐

右腎動脈（矢印）が腹腔動脈（CA）より高いレベルで大動脈から分岐する場合がある．偶然発見される場合が多いが，本例では上腸間膜動脈（SMA）以下では大動脈が閉塞しており，腎動脈高位分岐のおかげで腎臓の一部が機能しているようだ．この場合，腎動脈は横隔膜を貫通して胸腔から後腹膜腔内へと向かっている．

脈が分岐する場合は直接入っていく．下極枝は通常尿管の前方を走行するのでここで腎盂尿管狭窄を生じる場合もあり（図3），また性腺静脈の狭窄を起こして静脈瘤の形成も起こす原因となる．

比較的稀な異型として腎動脈が腹腔動脈よりもさらに高位から分岐している場合がある．すなわち胸腔の高さの大動脈から分岐して横隔膜を貫き，後腹膜腔に進入して腎臓に達する（図4）．

1.1.2 腎内枝

Nomina Anatomica では腎動脈は表3のように分類されている．この分類のもととなったのがGravesの業績[6]である．それによると腎臓は前後に分かれ，さらに次のような血管領域に分かれる（図5）．
① 前部：apical, upper, middle, lower.
② 後部：apical, posterior, lower.

上区 apical segment を栄養する血管の多くは前枝から分岐し，その頻度は43.3%で，前後の分かれ目からは23.3%，後枝からは10%であるという．その他の25%は腎門部より中枢または大動脈から分岐するという．

上前区 upper segment を栄養する上前区動脈は前枝より分岐し，下前区 middle segment を栄養する下前区動脈もやはり前枝から分岐する．下区 lower segment は前後にまたがるも，ここを栄養する下区動脈も前枝から分岐している．これらに対して後区 posterior segment を栄養するのは後区動脈である．

表3 腎動脈区分

前枝	上区動脈
	上前区動脈
	下前区動脈
	下区動脈
後枝	後区動脈

1.2 腎静脈

両側の腎静脈は腎動脈よりも前方に位置し，下大静脈に流入する．左腎静脈のほうが右に比べて長く，また下大静脈にやや高い位置で流入する．

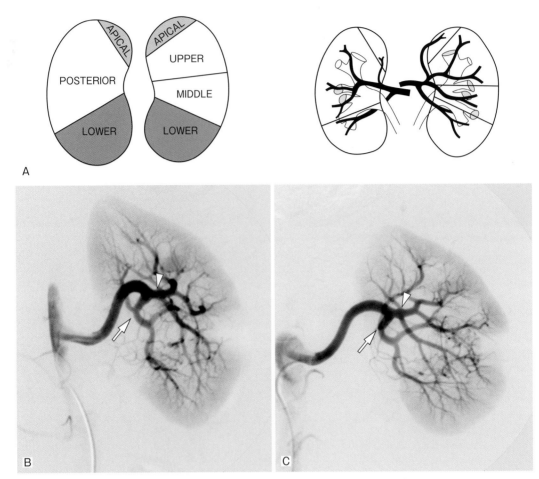

図5 腎動脈
A：Gravesの腎臓区域図.
B, C：経カテーテルによる腎動脈撮影. Bは右前斜位, Cは正面撮影. 血管造影では, 斜位撮影を加えることで腎動脈の前後関係をはっきりさせることができる. 本例の場合, 後枝(矢印)が強い右斜位をかけることで前枝(矢頭)と分離できる. もしくは10°前後の撮影を追加して, 両者を並べて立体視するという方法もあるが, 造影CTやフラットパネルCTがある現在では必要ないだろう.

左腎静脈はその過程で(左下横隔静脈と共通幹をなす)左副腎静脈と尿管静脈, 性腺静脈などが流入する(図6). さらに左腎静脈は腰静脈・奇静脈系と交通があるのに対して, 右腎静脈はこれらの枝は流入しない.

Ansonは右腎静脈の長さは20〜45(平均32)mm, 左腎静脈は60〜110(平均84)mmと報告している[7].

左腎静脈に関しては, 大動脈の腹側を走行する静脈 pre aortic limb と背側を走行する静脈 retro-aortic limb 2本が腎静脈輪 circumaortic left renal vein(図7)を形成し, 上の血管が消失すると大動脈後性左腎静脈 retro-aortic left renal vein(図8)となる. 両側の腎静脈の一番下は総腸骨静脈に流入することもある(図9).

筆者らが行ったCTを用いた腎静脈についての調査では, 右腎静脈が複数みられた症例数349症例中, 2本55例(15.5%), 3本10例(2.8%)であり(図10), これに対して左腎静脈では351症例で2本が11例(3.1%)であった. またcircumaortic renal veinは6例で, retro-aortic renal veinは2例でみられた.

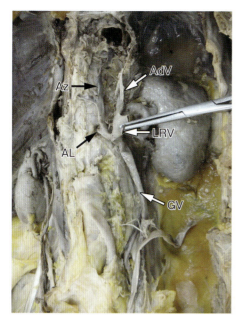

図6 左腎静脈

解剖例．左腎静脈(LRV)は下面に性腺静脈(GV)が流入し，上面には左下横隔静脈・副腎静脈(AdV)が流入，また背側では上行腰静脈(AL)・奇静脈(Az)と交通している．

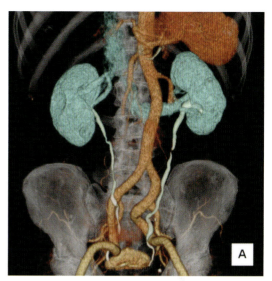

図8 retro-aortic left renal vein

3D-アンギオグラフィ．前出の2本の左腎静脈のうち頭側の1本が消失すると，大動脈の背側を走行する静脈のみになるのでこのように呼ばれるようになる．

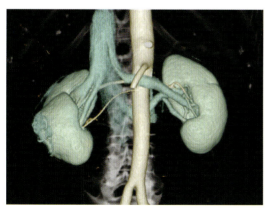

図7 circumaortic left renal vein

3D-アンギオグラフィ．頭側の通常の左腎静脈は大動脈の腹側・上腸間膜動脈の背側を走行するが，尾側の左腎静脈は大動脈の背側を通る．このため両方の腎静脈で大動脈が囲まれていることからこの名称となった．

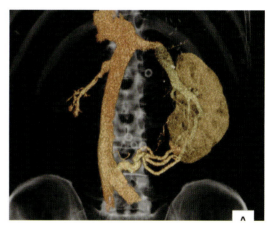

図9 左腎下極静脈還流異常

3D-アンギオグラフィ．左腎静脈の下極の静脈が単独で下大静脈や下方ではこのように総腸骨静脈に流入することがある．右腎に比べて左腎の静脈の変異は少ないために移植に用いられやすいものの，このような変異もあることに注意．

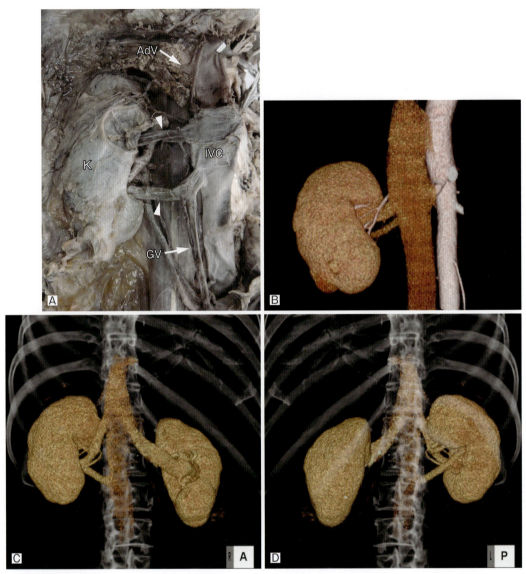

図10 右腎静脈

A：右腎静脈複数例（解剖例）．右腎静脈（矢頭）が2本あり，下の1本に性腺静脈が流入している．
　AdV：副腎静脈，K：腎臓，IVC：下大静脈，GV：性腺静脈
B：2本の右腎静脈．3D-アンギオグラフィ．やや細い右腎静脈が下大静脈の背側面に開口している．右側面ではなく背側面に流入する過剰右腎静脈が多くみられる．
C，D：2本の右腎静脈．2本ある右腎静脈のうち，下方の1本は右腎臓の上背側面領域の還流静脈となっている．主たる右腎静脈はその他の領域を還流している．

表4 腎静脈の解剖

			Beckmann	その他
右腎静脈撮影	長さ		26(4～51 mm)	22(5～62 mm)
	数	1本	72	86
		2本	23	14
		3本	5	N/A
	径		14(7～23 mm)	15(10～20 mm)
	IVC との角度		59°	45°
	IVC への開口部の高さ		L1 下 1/3	L1 下 1/3
左腎静脈撮影	長さ		68(35～100 mm)	77(55～120 mm)
	数	1本	89%	86%
	circum aortic		11%	9%
	retro aortic		1%	1%
	径	大動脈前	19(11～25 mm)	——
		腎門前	13(7～16 mm)	——
	IVC との角度		74°	78°
	IVC への開口部の高さ		L1/2	L1/2

Beckmann の右腎静脈撮影は 56 例，左腎静脈撮影は 76 例

Beckmann が行った左右腎静脈の解剖文献のまとめと実際に行った腎静脈撮影の結果を**表4**に示す．また腎静脈における弁について剖検では右側 28～70%，左側 4～36% にみられるという[8]．

1.3 腎被膜・腎盂・尿管動脈

腎動脈が腎門部に入る部分で腎門部の脂肪や腎盂に血管を分岐する．腎内動脈からも腎盂の枝が分枝しており，上尿管動脈の上行枝と吻合している．

Topics 腎動脈と腎静脈の違い

井上は腎動脈と腎静脈の違いは，静脈間には腎内で吻合があることだと述べている．この吻合には，葉間静脈における腎杯前後の吻合・腎杯間の吻合・腎盂レベルでの吻合・皮質下静脈間吻合などがあるという[4]．

尿管動脈は複数あり変異に富んでおり，上部は腎動脈から(**図11**)，骨盤部は下膀胱動脈から，その間は性腺動脈・大動脈・総腸骨または内外腸骨動脈から栄養されている[9]．

Merklin[10] らの図を参考にすると，腎被膜動脈は"anterior superior adipose capsular branch of kidney"と記されており，この動脈は腎動脈の側副路となり，また副腎下縁に多数の枝を分枝している．この枝は大動脈から直接分岐する(**図12**)こともあるし，中副腎動脈や下横隔動脈や性腺動脈からも分岐する．

1.4 腎被膜・腎盂・尿管静脈

腎被膜の下では小さな被膜下静脈が，腎内静脈と線維被膜を越えて腎周囲脂肪織内の静脈とを連結している．この静脈は副腎・尿管・腰静脈と交通している．

いわゆる脾腎静脈シャントもこの静脈経路を介している．

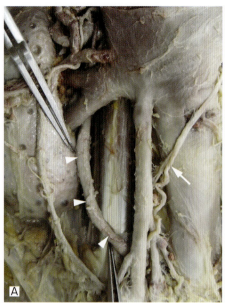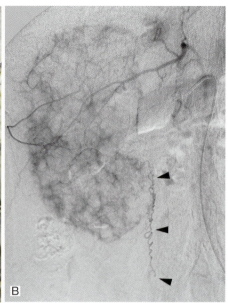

図11 尿管動脈
A：解剖例．尿管動脈（矢頭）は腎動脈から派生して上部尿管に沿って下行する．その際にこのように細かな蛇行が認められるのが特徴である．卵巣動脈（矢印）も認められるが，こちらも蛇行をしているものの，尿管動脈に比べればやや大きな蛇行である．
B：腎動脈DSA．尿管に沿った細かな蛇行を示す血管（矢頭）が下行していくのがわかる．

> **Topics 腎動脈狭窄との関係**
>
> Booksteinら[11]は腎動脈狭窄の血管造影像について下記のような報告をしている．腎動脈から周囲へ分岐する血管をextra-parenchymal vesselsまたはnon-parenchymal renal artery（NPRA）と称して，腎動脈狭窄部よりも遠位側にこれらの動脈が分岐している場合は，これらNPRAが腎動脈の側副路として働き（すなわち通常とは血流が逆転して）血流が腎臓に向かう．したがって，腎動脈造影では狭窄部より遠位では，通常みられる副腎枝・尿管枝などが逆行性血流となるためfilling defectが生じる．経皮的腎動脈形成術後では腎動脈狭窄が消失するので，これらの血管が順行性血流となり再び血管造影では描出されるようになる（図13）．

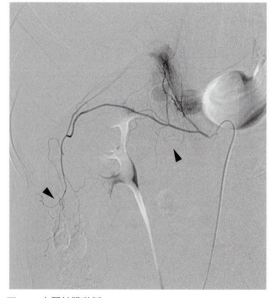

図12 右腎被膜動脈
DSA．腎臓を取り囲む脂肪織（peri renal space）の中の血管を被膜動脈と呼んでおり，腎臓そのものの被膜を走行しているものではない〔肝臓の被膜動脈については42～43頁を参照〕．脂肪織内に細かな血管（矢頭）を派生している．

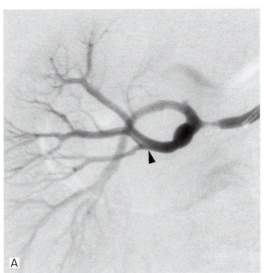 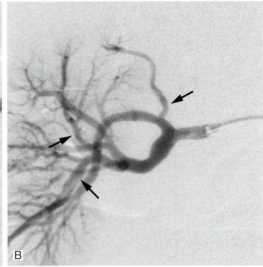

図13 経皮的腎動脈形成術前後の腎動脈造影

A：腎動脈本幹の末梢で前後枝に分かれる手前に狭窄病変が認められる．腎内の動脈は造影が不良で数が少ない印象を受ける．よく見ると血管内に filling defect（矢頭）が観察される．この狭窄病変に対して拡張術を行った．
B：拡張術前にみられなかった腎内動脈（矢印）が描出されるようになった．これらの血管は拡張術前に撮影した部位よりも近位の腎動脈からまたは大動脈から直接分岐する腎被膜動脈などから，狭窄部位を回避して同部に流入をしていたものと考えられる．これらの動脈は extra-parenchymal vessels と交通していると考えられる．

Topics　腎被膜における動脈枝について（肝臓との比較）

まず被膜の定義について肝臓と腎臓で違いがあるので，その点をはっきりさせてかつ動脈の名称を共通にするために，被膜の定義を共通とする．
金子の『日本人体解剖学』[12]では，腎臓は3つの被膜に囲まれていると記載されており，すなわち①脂肪被膜 capsula adiposa：副腎をも包む脂肪組織でこの中に腎前筋膜と腎後筋膜があると書いてあるので，おそらく perirenal space のみならずその外方の脂肪もすべて含めた脂肪を指しているものと思われる．②線維被膜 capsula fibrosa：次の筋質膜の外側を被う線維性の被膜で剥がしやすいとある．③筋質膜 tunica muscularis：腎実質を直接に被う平滑筋線維に富み，実質に固着して剥離しがたいとある．しかしながら Heinz Feneis の pocket atlas of human anatomy[13] では①は perirenal space であり，被膜は1つで capsula fibrosa（fibrous capsule）のみの記載となって腎臓と強固に固着しているとなっている．そこで腎臓における被膜も，肝臓と同様に腎臓表面に存在する線維と筋の両者を含む被膜のみと定義して，脂肪被膜に関しては薄い印象を与える「膜」とはいいがたいので，後腹膜腔における通常の名称である perirenal space または腎周囲腔として，「被膜」とは呼ばないことにしてはどうだろうか．

次に，血管についてであるが，『Pocket atlas of human anatomy』では上記の定義の被膜動脈すなわち capsular branch が（弓状動脈から出る）葉内動脈 interlobular artery の末梢枝として定義されている．ちなみに静脈は被膜の部分を特に星状血管として描かれている．

このように「被膜動脈」を肝臓・腎臓ともに線維被膜に分布する動脈として定義すれば臓器間での混乱がなくなる．そこで，被膜そのものの血管名は肝臓も腎臓も「被膜動脈 capsular artery」で統一することを推奨したい．

しかしながら Meyers[14] は血管造影の所見から上中下の the renal capsular artery があって（図14）

これらが perirenal fat を栄養し，なかでも中被膜動脈は recurrent（腎動脈から分岐して一度腎門部に戻ることからこう呼ばれる）と perforating の2種あり，後者は腎内動脈枝と交通していると記述している．また Ambos[15] は腎周囲腔の下半分を栄養する血管を，the gonadal-renal capsular artery と呼んでいる．すなわち上記のように被膜を定義するならば，この capsular artery は腎の「線維被膜」に分布しておらず，perirenal space の血管であるので perirenal fat arteries「腎周囲腔（脂肪）動脈」とすべきであろう．実際に Merklin[10] らは，この腎被膜動脈を"anterior superior adipose capsular branch of kidney"（前上脂肪被膜枝）と呼んでいる．とはいうもののこのように renal capsular artery は昔から使われている名称なので，いまさら線維被膜に分布する血管のみを capsular artery と呼ぼうと提案してもなかなか受け入れられないだろう．

さて，腎動脈または肝動脈からこの被膜動脈に「至る枝」の名称であるが，単に capsular branch「被膜枝」いう単純な名称がわかりやすいのではないかと思われる．肝臓に関してはこの枝を，松井らはあえて機能的な面を強調するために Ekataksin[16] がいうところの「isolated artery」と呼んでいると考えられる．

さらに静脈においても腎被膜静脈というものがあり，動脈同様に腎周囲脂肪の中を主として還流する血管として知られている．多くは副腎静脈採血の際に描出される静脈であり，これもやはり「被膜」静脈と呼ぶのはふさわしくなく，perirenal fat veins「腎周囲腔（脂肪）静脈」とすべきだろう．

腎臓には腎周囲腔（脂肪）動脈と腎動脈との間には，前述の中被膜動脈のように線維性被膜血管網を介さずに直接交通する血管があり perforating artery と呼ばれており，犬の腎動脈結紮または狭窄実験から perforating artery が側副路として発達することが知られている[17]．これには2種類あり，径が 0.1～0.5 mm 大の糸球体に枝を出す動脈と 0.2～0.6 mm 大の糸球体には枝を出さない血管があるという[17]．図15 に示すのは糸球体には枝を出さない太い perforating artery と考えられる．血管造影ではその存在を知らなければ気づかない[18] が，図16A に示すような細い perforating artery や 図16B で示すような太い perforating artery もみられる．これをみると必ずしも Meyers の言うように「中」被膜動脈とは言えない部位にあることもあるようだ．時にはこの血管が腫瘍の栄養血管にもなるようである（図16C）．またこのように capsular artery を介さない血管は肝臓には見当たらないようだ．

ところで肝臓にとっての腎臓における「周囲腔（脂肪）動脈」は存在しないが，それに近いものが右下横隔動脈ではなかろうか．面白いことに，右腎周囲腔（脂肪）動脈は副腎に対して「下副腎動脈」を分岐して，右下横隔動脈は「上副腎動脈」を分岐する．ちなみに中副腎動脈は大動脈から直接分岐している．右腎周囲腔（脂肪）動脈は「perforating artery」を介して腎内動脈と交通している．同じように右下横隔動脈は無漿膜野において肝臓の「被膜動脈」を介して肝内動脈枝と交通している．どちらも肝動脈・腎動脈閉塞時の側副路や腫瘍の栄養動脈として機能している．

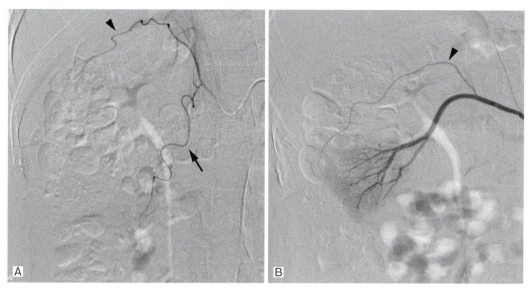

図14 腎被膜動脈(上中下)
A：上下被膜動脈が大動脈から直接分岐している．
B：右腎動脈下極枝から中被膜動脈が分岐している．

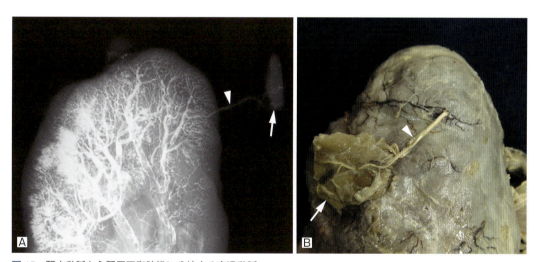

図15 腎内動脈から腎周囲脂肪織に分岐する穿通動脈
A：腎動脈にバリウムを注入して撮影したX線写真
B：Aの標本．腎動脈から直接線維性被膜を貫通して腎周囲脂肪織(矢印)に向かう血管，すなわちperforating capsular artery(矢頭)が認められる．

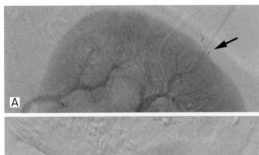
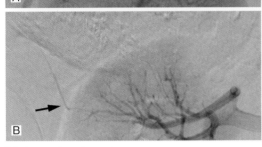
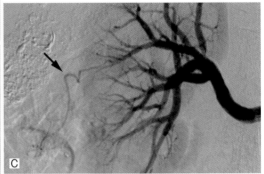

図16 perforating artery
A：左腎の辺縁部から周囲脂肪織内に向かって小さな血管が描出されている（矢印）．
B：右腎の辺縁部に腎内動脈枝から分岐する血管が，腎実質を貫通して腎周囲脂肪織内に血管が向かっている（矢印）．
C：Bと同じように比較的太いperforating arteryが肝細胞癌の栄養血管となっている．

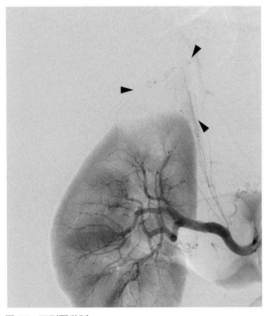

図17 下副腎動脈
DSA．腎動脈の近位部から右副腎に向かって動脈が派生しているのが認められる．副腎は英語でsuprarenal glandと言われるように腎臓の上に乗っかった形をしており，形はだいたい三角形（矢頭）である．したがって副腎静脈採血の際に右腎影の上極に三角形の帽子をかぶせた形を想像してその中心部付近をカテーテルで探すと大きく外れることはない．

2 副腎

2.1 副腎動脈

副腎の動脈は次の3種類に分類される．つまり（下横隔動脈から分岐する）上副腎動脈・（大動脈から分岐する）中副腎動脈・（腎動脈から分岐する）下副腎動脈の3本である．通常，上副腎動脈が主たる栄養血管となっている．それぞれの血管は複数の血管となって副腎の辺縁部から進入しているので，全部合わせると50にもなる枝から栄養されているという．つまり「門」から動脈が入ってから分岐するという形態はとっていない[19]．

中副腎動脈は腎動脈のやや上方の大動脈前外側面から分岐する．ない場合もあるし複数ある場合もある．副腎の内側から下面を栄養している．

下副腎動脈は腎動脈の上縁から分岐（図17）する．ただし腎動脈本幹ではなくとも上極枝や「副」腎動脈からも分岐する．そのほかにも上尿管動脈や精巣動脈からも分岐する．Adachiの調査による26副腎の副腎動脈の起始部は表5に示す[20]（原

表 5　副腎動脈の起始

	上副腎動脈	中副腎動脈	下副腎動脈
下横隔動脈	23 本	5 本	0 本
大動脈	1 本	11 本	4 本
腎動脈	0 本	4 本	19 本
腹腔動脈	1 本	0 本	0 本
精巣動脈	0 本	1 本	0 本

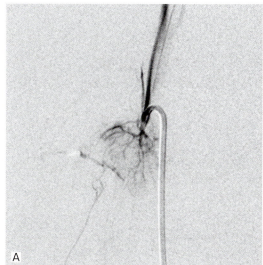
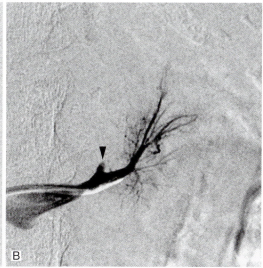

図 18　副腎静脈造影
A：右副腎静脈撮影．静脈の開口部は下大静脈の通常背側にある．したがって通常の J 型のカテーテルでは下大静脈が左右に長く前後に短いので，首が後ろを向いてくれない．そこで J の先端を後ろに向けた形を作るとか，首が短くかつ後ろを向きやすいように 3 次元に形成されたカテーテルを使用するとよい．
B：左副腎静脈撮影．左下横隔静脈（矢頭）が左副腎静脈が合流して左腎静脈の上縁に合流する．

典では左右の記載はなく，単に副腎 26 との動脈の起始を調べている）．

2.2　副腎静脈

　副腎静脈は 1 本の太い中心静脈に集まるところが動脈と全く異なる（図 18，19）．
　左副腎静脈は副腎前面を下行して左腎静脈に流入するが，その途中で左下横隔静脈と合流する．右副腎静脈は下横隔静脈と関係なく内側に向かって下大静脈に流入する．この静脈の長さはきわめて短い．
　富岡は 24 例の解剖体で調査を行い，左副腎中心静脈が腎静脈に流入する部位は大動脈の左縁にあることが多く，性腺静脈の流入部位よりは右側が多い．その走行は副腎から内側下方に向かうことが多いが，垂直に下行することもある．長さはおよそ 1.8～3.9（平均 2.7 cm）である．下横隔静脈とは恒常的に吻合している．この論文の中で中心静脈ではない左副腎静脈と短胃静脈と吻合し脾静脈に連続している例を報告している[21]．
　一方，右側の副腎中心静脈は副腎前面から起

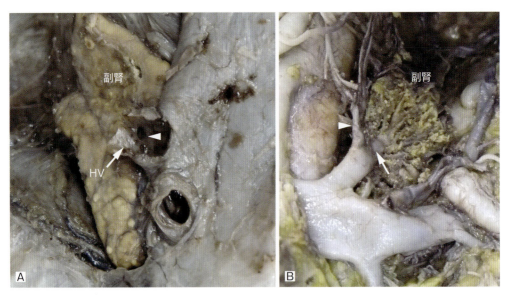

図19 副腎静脈の解剖
A：通常右副腎静脈は，下大静脈後壁に開口するが，本例では右副腎静脈(矢頭)が肝静脈(HV)に開口している．
B：副腎実質を少し除いて副腎内部の静脈を剖出した．箒状に分かれているのが観察される．後腹膜に分布する左下横隔静脈(矢頭)と共通幹をなして左腎静脈に流入する．

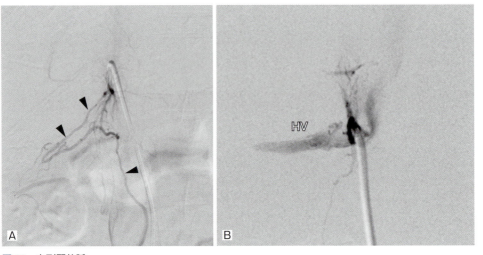

図20 右副腎静脈
A：右副腎静脈が右腎被膜静脈(矢頭)と交通している．
B：右副腎静脈が右肝静脈(HV)と交通している．

こって下大静脈に注ぐ．すなわち開口部は下大静脈の後面にあることが多い．右腎静脈の根部上縁までの距離はおよそ3.0～6.5(平均4.7 cm)である．
　カテーテルに名前を残しているMikaelssonは副腎静脈にバリウムを注入することによってその詳細を報告している．特に開口部に関しては富岡の記述に加えることは少ないが，右側では肝静脈との共通幹が22例中2例でみられたという．ま

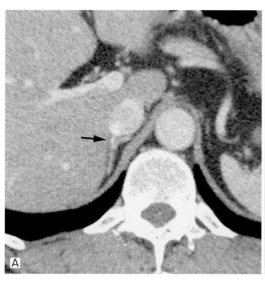
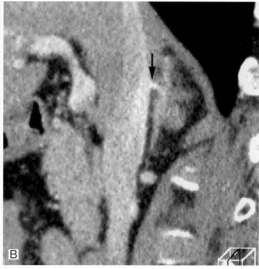

図21 CT右副腎静脈
A：軸位断像．右副腎静脈(矢印)は下大静脈の背側やや右側に流入する．肝静脈に開口する場合もある．CTで静脈の開口部が同定できることで静脈サンプリング用のカテーテルが挿入する際のイメージトレーニングにはなる．
B：矢状断像．右副腎から下大静脈背側に向かって静脈(矢印)が流入しているのがみられる．

た中心静脈と連続する静脈が副腎表面から外に流出し腎被膜静脈に連続することもある(**図20**)[22]．

副腎静脈の anomaly については Cesmebasi らが詳しく報告している[23]が，いずれも稀であり，副腎静脈サンプリングにせよ手術にせよ術前の造影CT(**図21**)を撮影する現状ではMPR画像作成時点で気がつくだろう．

3 性腺動静脈

3.1 性腺動脈

卵巣動脈(**図22**)または精巣動脈(**図23**)は，通常1本ずつで左右ともに大動脈から分岐している．時に腎動脈から分岐するが，その頻度は約10%程度で明らかな左右差はないようである．また複数本みられるものもあり，やはりこれも約10%程度にみられるようである[24]．性腺動脈の起始の高さはL1〜3の高さといわれ，左右同じ高さは15%程度でどちらかが高いのは40%前後である．

卵巣動脈は大動脈の左右総腸骨動脈分岐部の約6 cm上方で分岐[25]するという報告もあり，卵巣動脈が1.5 mmより太ければ大動脈造影で同定可能であるという[26]．また血管造影上の形態は特徴的で，「仙腸関節に沿って下降する corkscrew 型の血管」である．

Notokovich[27]は性腺動脈と腎門部との関係について精巣動脈と卵巣動脈には差がなく，下記のような3型に分類することができるという(**図24**)．

① Type I：左腎静脈の背側または下方の大動脈から分岐して，そのまま外方に向かう標準的走行．

② Type II：左腎静脈よりも上方の大動脈から分岐して，右側は下大静脈の背側から右腎静脈の前を下行する．左側は左副腎静脈の後ろを回ってから左腎静脈の前を下行する．

③ Type III：左腎静脈の背側または下方の大動脈から分岐して上外側に向かい，右側は下大静脈の背側から右腎静脈の前を下行する．左側は腎静脈の背側を上行してから左腎静脈の前を下行する．

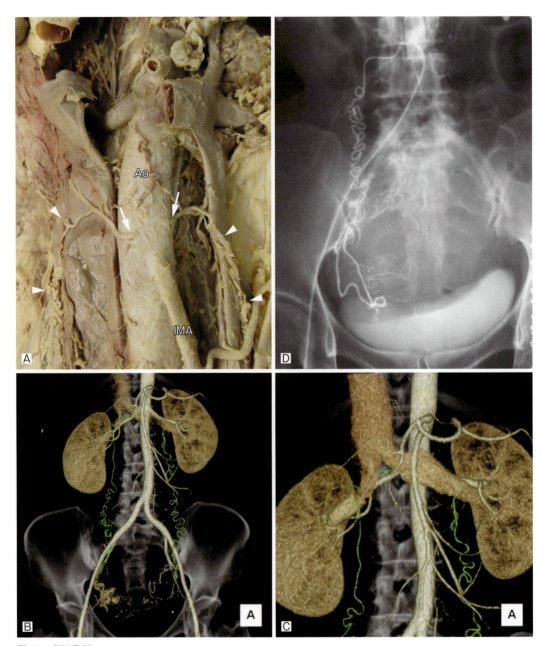

図22 卵巣動脈

A：解剖例．下腸間膜動脈(IMA)の分岐部よりやや上方の高さで大動脈(Ao)前面から両側の卵巣動脈(矢頭)が分岐している．

B, C：3D-アンギオグラフィ．右卵巣動脈は大動脈前面から起始し，下大静脈の背側を走行し卵巣静脈とともに下行している．一方，左卵巣動脈は左腎静脈から起始している．経カテーテルによる撮影と異なり腎静脈や下大静脈との位置関係がよくわかる．

D：右卵巣動脈造影．経カテーテルによる造影．本例は右卵巣動脈が拡張し骨盤内卵巣腫瘍(fibrothecoma)に対して細かい腫瘍血管を派生しているのが認められる．

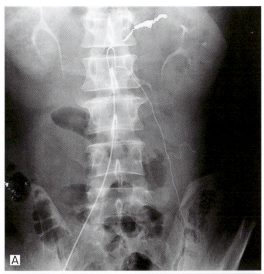
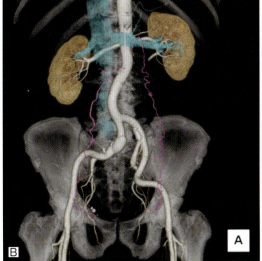
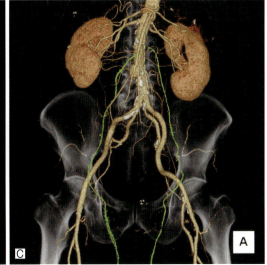

図23 精巣動脈

A：経カテーテルによる造影．卵巣動脈と比べると直線的である．本当に精巣動脈であるか否かは，末梢が鼠径靱帯を越えて精巣に到達するのを確認することであるが，ほかにこのような走行をする血管はない．

B：3D-アンギオグラフィ．右精巣動脈の起始は大動脈右前面で下大静脈の前面を通過する．左精巣動脈は大動脈左前面で左腎静脈を乗り越えてから下行している．

C：3D-アンギオグラフィ．右精巣動脈の起始は大動脈右前面で下大静脈の前面を走行．左精巣動脈は大動脈左前面でそのまま精巣静脈とともに下行している．

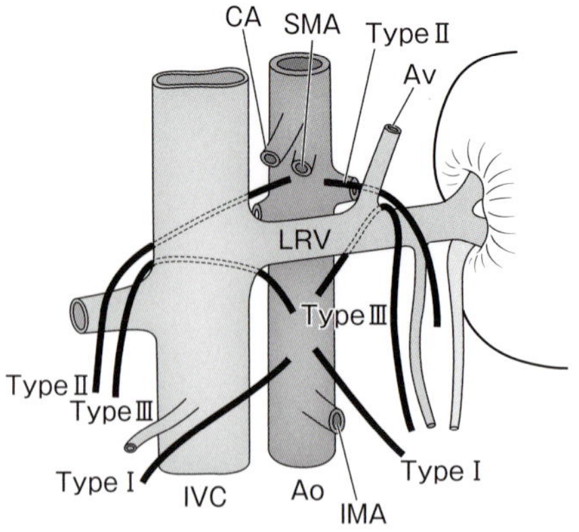

図24 性腺動脈分岐形式.
いろいろな性腺動脈の起始とその走行を示す
CA：腹腔動脈，SMA：上腸間膜動脈，Av：副腎静脈，LRV：左腎
静脈，IVC：下大静脈，Ao：大動脈，IMA：下腸間膜動脈
（Notkovich H. Variations of the testicular and ovarian arteries in relation
to the renal pedicle. Surg Gynecol Obstet 103；487-495, 1956 より）

表6 性腺静脈の流入血管

			嶋田			Lechter	
		個数	総数	下大静脈流入頻度	総数	下大静脈流入頻度	
右	下大静脈	45	53	84.9%	100	78.0%	
	右腎静脈	3					
	分岐部	4					
その他		1					
		個数	総数	左腎静脈流入頻度	総数	左腎静脈流入頻度	
左	下大静脈・合流部	1	51	98.0%	100	79.0%	
	左腎静脈	50					

高さという観点からみると上からTypeⅡ，
Ⅲ，Ⅰの順番であることに注意したい．彼の報告
ではそれぞれ，右側がType Ⅰ：84.7%，TypeⅡ：
8.1%，TypeⅢ：7.1%，左側がType Ⅰ：70.3%，
TypeⅡ：11.5%，TypeⅢ：18.1%とのことである．

3.2 性腺静脈

左右ともに流入部での本数は1本で，通常右側
は下大静脈へ，左側は左腎静脈へ流入する（表
6）．また右側に複数本の性腺静脈がみられる症
例は16%で，右腎静脈に流入するのは8%であっ
た[28]．右性腺静脈は下大静脈外側壁または前外側

> *Topics* **CTでの性腺動脈同定法**
>
> CTで性腺動脈起始部を同定するのは難しいの
> で，男性ならば精索の血管を同定してそれを上
> 方へ向かって追っていくことで起始部が同定で
> きる（図25）．また性腺静脈と伴行することも
> 同定の一助となる．冠状断像も見ながら見失わ
> ないようにする．ところで塚本などの古い論文
> を見ると，男女問わず性腺動脈が卵巣動脈も含
> めて「内精系動脈」という名称が使われている．
> 英語ではgonadal arteryとなる．

3 性腺動静脈 | 107

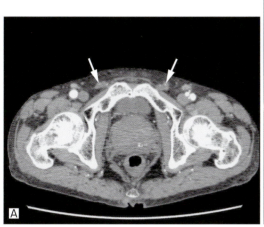
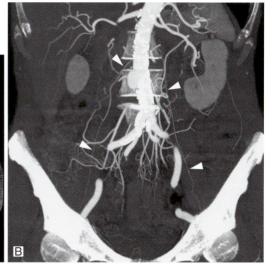

図 25 精巣動脈
A：動脈相の軸位断像で鼠径管内の血管（矢印）を同定して上へ追跡することで精巣動脈の起始部が確認できる．
B：さらに冠状断 MIP 像と見比べれば，骨盤下方から大動脈に連続する血管（矢頭）を同定することができる．経カテーテル的大動脈造影で卵巣・精巣動脈の大動脈起始を同定することは通常困難だが，造影 CT では容易である．

壁の右腎静脈より約 5 cm 下方までのところに流入し，左性腺静脈は左腎静脈の下縁で椎体左縁から約 3 cm のところに流入する[29]（図 26）．

本数に関しては，下方に行くほど枝分かれによる本数が増えていく傾向がみられる．

径については男性は平均 8.3（左）・8.8（右）mm であるのに対して，女性では 10.1（左）・10.3（右）mm と太い[30]．長さはおよそ 12～33 cm（平均 23 cm）で，静脈内に弁はないものもあるが 62％（左）・48％（右）で左優位に多くみられ，80％は流入部付近にみられる[28]．

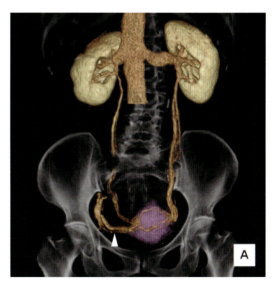

図 26 卵巣静脈叢
子宮の両側に静脈叢を作り卵巣静脈を形成して腎静脈に流入している．一部の静脈叢は内腸骨静脈（矢頭）にも流入する．

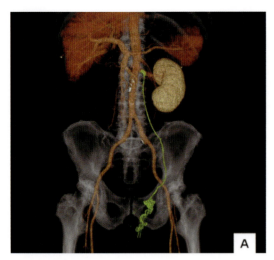

図27　精巣静脈瘤

年齢にかかわらず精巣動脈を動脈相のCTで同定することは容易だが，精巣静脈がよく描出されることは稀である．逆に卵巣静脈は年齢にかかわらず同定が容易だが，卵巣動脈は困難なことが多い．

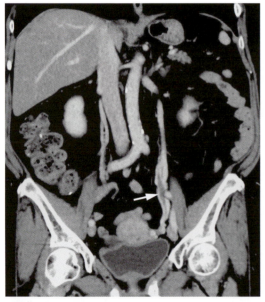

図28　左卵巣静脈血栓

卵巣静脈内に血栓(矢印)が生じることが稀にある．また子宮筋腫で卵巣静脈内に腫瘍塞栓を作ることも知られている．

Topics　血管の異常と臨床応用

骨盤内の巨大な腫瘍を見た場合に，卵巣静脈の関与の有無で腫瘍が卵巣原発か否かを推察することができる場合がある．しかしながら，子宮原発の腫瘍でも卵巣静脈が著しく拡張することもあるので確定的ではない．また卵巣動脈瘤の破裂は後腹膜血腫で発見されるので，原因血管として卵巣動脈もあることを知っておくとよいだろう[31]．

● 左腎静脈が上腸間膜動脈によって圧迫されること(nutcracker)によるうっ滞に伴い尿管周囲静脈の拡張から血尿をきたすこともあり，また女性では卵巣静脈うっ滞症候群などが挙げられる．同じようなものとして男性では精巣静脈瘤(図27)による不妊も腎静脈に関する血管性の疾患の1つであろう[32]．

● 卵巣静脈に血栓(図28)が生じることや，また子宮筋腫の卵巣静脈内腫瘍塞栓の報告もある．またこれらの静脈を同定することで骨盤内腫瘍のoriginを推察できることもある．

● 上腸間膜静脈や下腸間膜静脈と性腺静脈が後腹膜で交通する場合があり，これによってporto-systemic shuntが形成され肝性脳症の原因となることがある(2章 図20, 21(64頁)，6章 図25(125頁)を参照)．

[文献]

1) 石塚正人．腹腔内臓に分布する動脈に関する解剖学的並びに応用解剖学的研究．第3編　下腸間膜動脈並びに腎，副腎動脈．鹿児島大医誌 10；192-201, 1958
2) 塚本　登．日本人腹腔内動脈ニ就テ．解剖誌 2；780-829, 1928
3) Adachi B. Das Arteriensystem der Japaner. Bd 2, Maruzen Co. pp80, 1928
4) 井上愛民．腎血管の研究．東京医会誌 46；371-391, 1932
5) Hollinshead WH. The kidney, ureters, and suprarenal glands. Anatomy for surgeon, Vol 2. Hoeber-Haper Book, pp542-547, 1971
6) Graves FT. The Anatomy of the intrarenal arteries and its application to segmental resection of the kidney. Br J Surg 42；132-139, 1954
7) Anson BJ, Daseler EH. Common variations in renal anatomy, affecting blood supply, form, and topography. Surg Gynecol Obstet 112；439-449, 1961
8) Beckmann CF, Abrams HL. Renal venography.

Cardiovasc Intervent Radiol 3；45-70，1980

9）富岡 正．腹膜後腔に於ける血管の研究．第2編 輸尿管の血管．東京医会誌 50；1189-1206，1936

10）Merklin R, Michels NA. The variant renal and suprarenal blood supply with data on the inferior phrenic, ureteral and gonadal arteries. J Int Coll Surg 29；41-76, 1958

11）Gersten BE, Stegman CJ, Bookstein JJ. Antegrade flow in extrarenal arteries arising distal to renal artery stenosis. Radiology 98；93-96, 1971

12）金子丑之助．日本人体解剖学 第17版 第2巻．p184-185，南山堂．1978

13）Heinz Feneis. Pocket atlas of human anatomy: based on the international nomenclature. p.154 2nd revised. Thieme Inc. 1985

14）Morton A. Meyers, Richard M. et al. The Significance of the Renal Capsular Arteries. BJR 40；949-956, 1967

15）Ambos MA, Bosniak MA, Lefleur RS. Blood flow to the kidney via the gonadal-renal capsular artery. Urol Radiol 1；11-16, 1979

16）Ekataksin W. The isolated artery: an intrahepatic arterial pathway that can bypass the lobular parenchyma in mammalian livers. Hepatology 31；269-279, 2000

17）Eliska O. The perforating arteries and their role in the collateral circulation of the kidneys. Acta Anat 70；184-201, 1968

18）Kadir A. Atlas of normal and variant angiographic anatomy. pp.416, W.B. Saunders Company. 1991

19）Hollinshead WH. The kidney, ureters, and suprarenal glands. Anatomy for surgeon, Vol 2. Hoeber-Haper Book, pp577-578, 1971

20）Adachi B. Das Arteriensystem der Japaner. Band 2, Maruzen Co. pp73, 1928

21）富岡 正．腹膜後腔に於ける血管の研究．第1編 副腎血管，内精血管及び腎脂肪嚢の血管に就て．東京医学会雑誌 50；950-984，1936

22）Mikaelsson CG. Venous communications of the adrenal glands. Acta Radiol Diagn 10；369-393, 1970

23）Cesmebasi A, Plessis MD, Iannatuono M, et al. A review of the anatomy and clinical significance of adrenal veins. Clinical Anatomy 27；1253-63, 2014

24）嶋田 裕，福山右門．精巣および卵巣動静脈．解剖学雑誌 50；147-150

25）Borell U, Fernstrom I. The ovarian artery. Acta Radiol 42；253-265, 1954

26）Frates R. Selective angiography of the ovarian artery. Radiology 92；1014-1019, 1969

27）Notkovich H. Variations of the testicular and ovarian arteries in relation to the renal pedicle. Surg Gynecol Obstet 103；487-495, 1956

28）Lechter A, Lopez G, Martinez C. et al. Anatomy of the gonadal veins. Surgery 109；735-9, 1991

29）Jacobs JB. Selective gonadal venography. Radiology 92；885-888, 1969

30）Ahlberg NE, Bartley O, Chidekel N. Right and left gonadal veins. Acta Radiol 4；593-601, 1965

31）Toyoshima M, Kudo T, Igeta S, et al. Spontaneous retroperitoneal hemorrhage caused by rupture of an ovarian artery aneurysm：a case report and review of the literature. J Med Case Rep 18；84, 2015

32）Lamba R, Tanner DT, Sekhon S, et al. Multidetector CT of vascular compression syndromes in the abdomen and pelvis. Radiographics 34；93-115, 2014

6章 消化管

1 胃

1.1 動脈

1.1.1 短胃動脈

脾動脈の上極動脈・上下終動脈枝や左胃大網動脈の近位部から分岐し[1]，数本あるといわれる（図1）（表1）[2-4]．短い枝は脾動脈本幹や脾上極動脈・上終動脈から分岐し，長い枝は下終動脈や左胃大網動脈から分岐する傾向にある[4]．Heim[5]によれば，おおむね2 mmで，4 mmを超えることはなく，下枝よりも上枝から分岐したものは細い傾向がある．ほかの胃動脈のようにお互いに吻合することはなく，終動脈という分岐をしながら穹窿部に分布する．

1.1.2 左胃動脈

左胃動脈は腹腔動脈のなかでも最も小さい動脈で，肝動脈と脾動脈に分かれる手前で最初に分岐する（図2）[1]．この動脈は左上方に向かい小網の背側から小彎側の食道・胃吻合部に入る．この過程で網嚢内腔に胃膵ヒダを形成する．噴門枝・食道枝を分岐後に胃枝となって小彎側を右方に向かい右胃動脈と吻合する．塚本によれば2本あるものを4％に，右胃動脈と吻合しないものを3％に認めるという[2]．また右胃動脈よりも太く約4～5 mm[4]である．

左胃動脈から左肝動脈に向かう枝すなわち副左肝動脈がみられる場合や逆に左胃動脈から左胃動脈の一部がみられる場合（図3）もあり，このルートをcirculus hepato-gastricus[6]という．

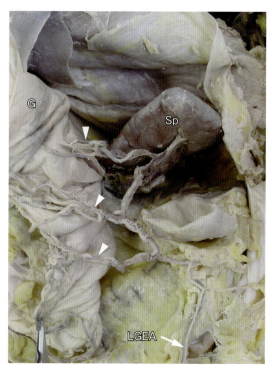

図1　短胃動脈
解剖例．胃の大彎側穹窿部に向かって脾臓から短胃動脈が分岐している．
Sp：脾臓，LGEA：左胃大網動脈，G：胃

表1　短胃動脈

	本数	最も多くみられた本数
塚本	1～7	3
石塚	2～6	5
Michels	4～10	―

1.1.3 後胃動脈

脾動脈の本幹から穹窿部背側面に向かってみられる動脈で60％にみられる（図4）[7]．Michelsは副

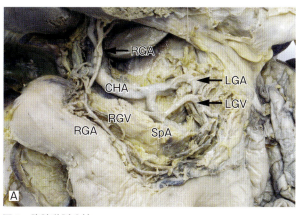 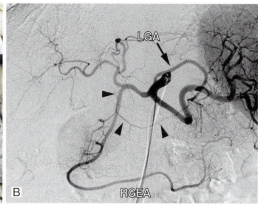

図2 腹腔動脈分枝

A：解剖例．小網を開けて腹腔動脈を中心とする血管系を剖出した．左胃動脈（LGA）が腹腔動脈の根部から左上方に向かい，胃小彎側に沿って左から右へ走行する．一方右胃動脈（RGA）が総肝動脈（CHA）から分岐し小彎を右から左へ走行し両者は交通する．本例の場合，左胃静脈（LGV）は脾動脈（SpA）の背側を下行して脾静脈に流入する．RGV：右胃静脈
B：腹腔動脈造影（DSA）．面白いことに左右胃動脈では左胃動脈（LGA）が優位であり，左右胃大網動脈では右胃大網動脈（RGEA）が優位となっている．矢頭は右胃動脈（RGA）を示す．

左胃動脈として2種類を指摘しており，左肝動脈から分岐する左胃動脈と，もう1つは脾動脈から分岐して胃の後壁に分布する動脈であるが，これは後胃動脈に相当する〔4章 図17C（85頁）参照〕．

1.1.4 右胃動脈

右胃動脈は左胃動脈よりも細く（図5）平均で約2 mmである．起始に関しては表2参照のこと．総肝動脈や左肝動脈からの起始が多い．

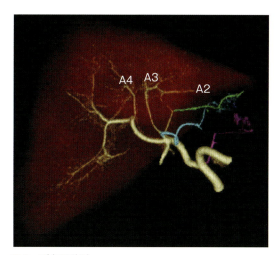

図3 副左肝動脈

3D-アンギオグラフィ．左肝動脈（A2）から肝胃間膜を介して副左胃動脈（緑色）を分岐する場合がある．肝動脈塞栓時に気づかずにこの血管も塞栓してしまうと，胃の虚血・抗がん剤による胃炎などの合併症を起こす可能性がある．本例では左胃動脈（ピンク）は腹腔動脈基部から，右胃動脈（青）は左肝動脈（A3）からそれぞれ分岐している．またA2，A3，A4（中肝動脈）はそれぞれ別個に分岐している．

> **Topics** 右胃動脈塞栓術
>
> 右胃動脈が総肝動脈より遠位から分岐するために気づかずに抗がん剤の動注を行ったり，塞栓を行ったりする可能性がある．また抗がん剤動注を目的として肝動脈カテーテル留置を行う際には，右胃動脈に高濃度の抗がん剤が注入されることによって胃潰瘍・穿孔をきたした報告があるため，右胃動脈をカテーテル留置と同時にコイル塞栓する方法も報告されている（図6）[8]．

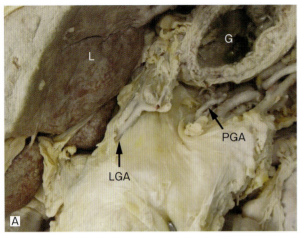
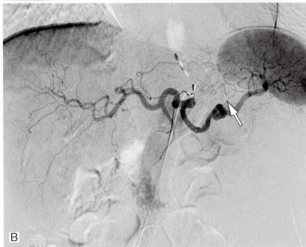
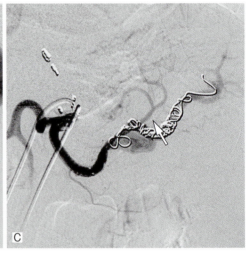

図4 後胃動脈

A：解剖例．左胃動脈(LGA)が小彎側に分布するのに対して，後胃動脈(PGA)は脾動脈の中程から分岐して上方に向かって胃(G)の穹窿部背側に流入している．L：肝臓

B：DSA．通常の腹腔動脈造影で気づくことはあまりないが，本例のような脾動脈瘤があるときに，脾動脈本幹の塞栓に伴う胃壁の虚血を考えた場合に，注意深く観察してみると後胃動脈(矢印)に気づくことがある．本例の場合塞栓せざるを得なかったが，胃の虚血はみられなかった．

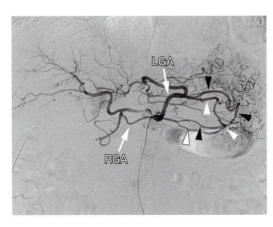

図5 左右胃動脈

DSA．カテーテル操作で一時的に総肝動脈の内腔が狭小化してしまった．肝臓への血流は左胃動脈(LGA)から右胃動脈(RGA)そして固有肝動脈へという経路で保たれている．左胃動脈が2本(白矢頭・黒矢頭)認められる．

表2 右胃動脈の起始

	CHA(%)	PHA(%)	LHA(%)	RHA(%)	GDA(%)
塚本	25	52	8		14
石塚	16.7	60	20.0	―	3.3
Michels	40		40.5	5.5	8

CHA：総肝動脈，PHA：固有肝動脈，LHA：左肝動脈，RHA：右肝動脈，GDA：胃十二指腸動脈

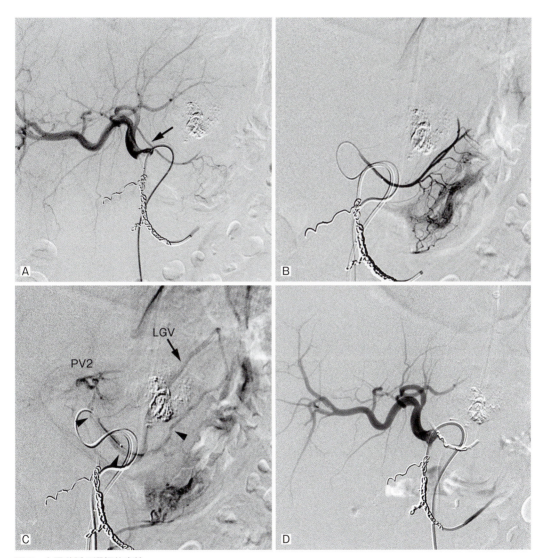

図6 右胃動脈の選択的塞栓
A：肝動脈動注用カテーテルを留置する際にさまざまな方法が開発されてきたが，薬剤で胃潰瘍を起こさせないように右胃動脈（矢印）を閉塞させることがある．
B：右胃動脈に選択的挿入して撮影してみると，小彎側に胃壁の染まりが認められる．
C：静脈相を見てみると右胃静脈（矢頭）が認められるのだが，この流入先は通常流入するはずの門脈本幹ではなく肝左葉のPV2に直接流入するのが確認できる．いわゆる右胃静脈還流異常でCTAPの際の偽病変を生じる原因となる．左胃静脈（LGV）も認められ，門脈へと流出しているのも確認できる．
D：右胃動脈塞栓後の動注用カテーテルからの造影にて，右胃動脈の完全閉塞を認める．

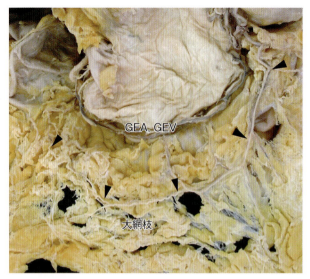

図7 胃大彎から大網にかけてみられる血管
解剖体．胃大網動脈（GEA）が大網内を左右に走行している．左右の大網枝（矢頭）が交通してアーケードを形成すると，arc of Barkow と呼ばれる．GEV：胃大網静脈

1.1.5 胃十二指腸動脈・右胃大網動脈

胃十二指腸動脈は総肝動脈の最初の枝で十二指腸の背側を走行，多くは総胆管の左側に位置する．最初に後上膵十二指腸動脈（PSPDA）を分岐後に，前上膵十二指腸動脈（ASPDA）と右胃大網動脈に分かれる．その後，胃の大彎側に沿って走行するが，胃そのものとは約1 cm またはそれ以上の距離をおいて走行する（図7）．その間に胃壁の前後と大網に分枝する．

胃十二指腸動脈が総肝動脈から分岐するのは75％で，22.5％は左右肝動脈・副肝動脈，2.5％は腹腔動脈から直接または上腸間膜動脈（図8）からも分岐する．

1.1.6 左胃大網動脈

脾動脈の枝であり，胃の大彎側に沿って走行する（図9）．脾動脈本幹から分岐する場合も，脾動脈下枝から分岐する場合もある．また脾下極枝を分枝する場合もあり，その場合には短胃動脈を分枝することもあるという．横行結腸の下方約2～4 cm の大網内に左右の大網動脈の吻合によるアーチがあり（図7），Barkow が *arcus epiploicus magnus* と報告したことから arc of Barkow と呼ばれている[4]．

1.2 静脈

1.2.1 短胃静脈

胃穹窿部左側から出る4～5本の流出静脈で脾静脈の上極枝や脾臓に直接流入する．Douglassら[9]によれば65％は脾臓の上部にのみ流入，上部下部に流入するのは27.1％で，残りはよく同定できないという．

慢性膵炎や膵癌などで脾静脈閉塞時に拡張し，胃穹窿部に静脈瘤を形成する〔脾静脈の項（85頁）参照〕．このほかにも門脈圧亢進症で胃静脈瘤の流入静脈となる[10, 11]．

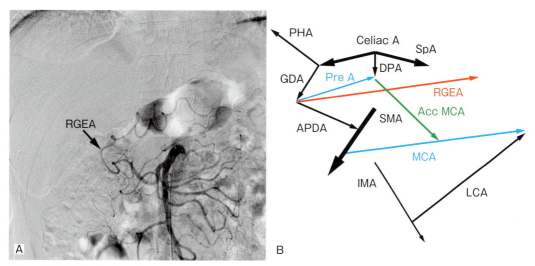

図8　上腸間膜動脈から分岐する右胃大網動脈

A：上腸間膜動脈造影(DSA)．通常，右胃大網動脈(RGEA)は腹腔動脈の枝として描出されるが，本例の場合は上腸間膜動脈から分岐している．似たような走行をするものとして中結腸動脈があるが，腹腔動脈撮影で右胃大網動脈が確認できないこと，大網枝が出ていること，胃泡との関係などから右胃大網動脈であることが確認できる．

B：模式図．右胃大網動脈が上腸間膜動脈から分岐したり，中結腸動脈が背膵動脈から分岐したりする経路を模式化した．前者は，基本的に上腸間膜動脈(SMA)から前膵十二指腸動脈(APDA)を介してRGEAに達すると考えられる．後者は，膵臓前面の横行結腸間膜を介して膵枝が横行結腸へと連続していくものと考えられる．
PHA：固有肝動脈，GDA：胃十二指腸動脈，SpA：脾動脈，PreA：前膵アーケード，REGA：右胃大網動脈，APDA：前膵十二指腸動脈，SMA：上腸間膜動脈，AccMCA：副中結腸動脈，MCA：中結腸動脈，IMA：下腸間膜動脈，LCA：左結腸動脈，Celiac A：腹腔動脈

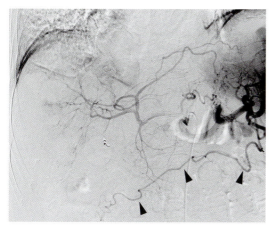

図9　左胃大網動脈

腹腔動脈造影(DSA)．本例では右胃大網動脈がみられず，左胃大網動脈(矢頭)が著しく発達している．

1.2.2 左胃静脈・副左胃静脈

　左胃静脈は胃冠状静脈とも呼ばれ，胃小彎側に沿って右下方から左上方に向かい，噴門部で胃膵ヒダを右下方に向かって門脈へと進む(図10A)．左胃静脈の合流部は具体的にいうと，門脈本幹・脾静脈・両者の合流部（研究者によっては省かれる）があり[12]，それぞれの頻度は門脈の項の表1（56頁）を参照のこと．CTの軸位断像で総肝動脈・脾動脈近傍を上下に通過する血管としてとらえられる(図10B，C)．腹腔動脈根部から上行する左胃動脈に伴行するので同定は容易である．

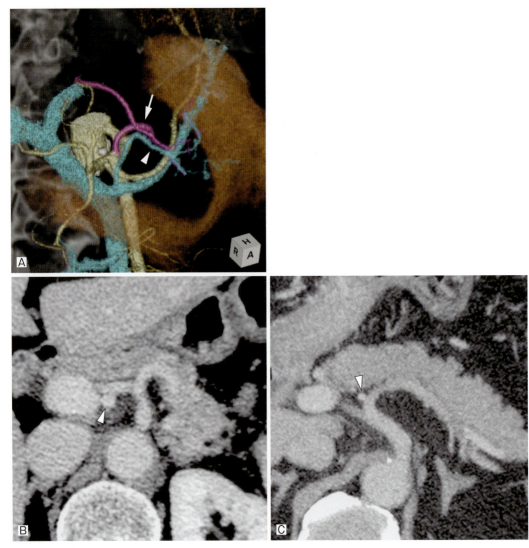

図10 左胃静脈

A：3D画像．左胃静脈（矢頭）は左胃動脈（矢印）に伴行し，胃の小彎側から右下方に向かって門脈または脾静脈に流入する．本例では左胃静脈は総肝動脈と脾動脈の間を走行して，脾静脈に流入している．また左胃動脈から副左肝動脈が分岐している．
B：軸位断像．左胃静脈（矢頭）は総肝動脈の背側を走行している．
C：軸位断像．左胃静脈（矢頭）は総肝動脈と脾動脈の間を走行している．

噴門部では左胃静脈から食道静脈へさらには奇静脈系へと流出しており，門脈体循環シャントporto-systemic shuntの入り口となる[13]．

Hochstetter[14]は，1886年にAnomalien der Vena coronaria ventriculiとして肝胃間膜（小網）上縁を胃の小彎側から肝臓に向かって走行し肝内へと流入する血管を最初に報告している．この血管が走行する肝胃間膜上縁は，副左胃動脈や副左肝動脈が走行している部位でもあり，したがって名称としては副左胃静脈というのが妥当であろう．この静脈と門脈左枝との合流形式であるが，1つは肝外でこの静脈と門脈左枝近位部が吻合をしている形式，もう1つは肝表面に流入して肝内の門脈と吻合する形式の2つである．

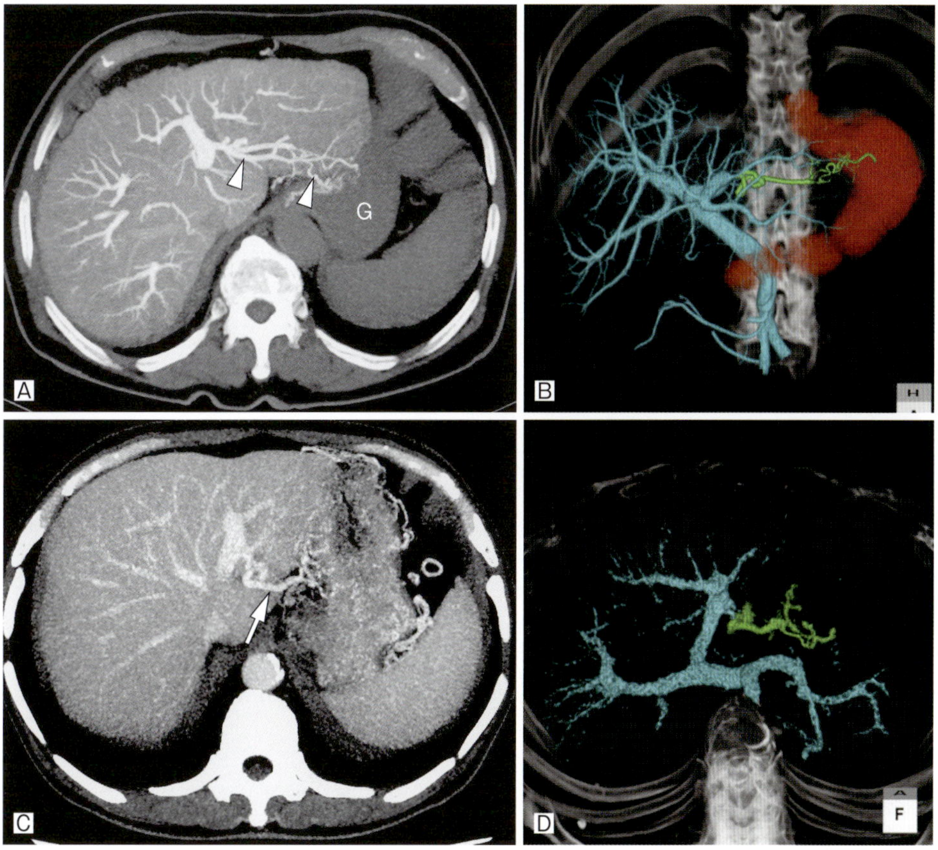

図 11　副左胃静脈

A：CTAP の MIP 画像．門脈圧亢進症では副左胃静脈(矢頭)は遠肝性血流となっている．G：胃．
B：上記症例の VR 画像．緑色の血管が副左胃静脈．
C：造影 CT の MIP 画像．通常では副左胃静脈を介して胃の静脈血は肝臓に流入する(求肝性血流)．こ
　　のため CTAP では，同静脈の流入先である左葉外側区域に欠損像を生じることが知られている．
D：上記症例の VR 画像．緑色が副左胃静脈

　この静脈を介する血流の向きによって CT にお
ける pseudo lesion を起こす原因となったり，胃
静脈瘤の流入静脈となったりする(図 11)．

1.2.3 ┃ 後胃静脈

　後胃静脈は網嚢背側を下行し脾静脈に流入し，
42％程度にみられる[15]．

1.2.4 ┃ 右胃静脈・副右胃静脈

　小彎の右下部分の静脈血を集める静脈で幽門静
脈とも呼ばれ，左胃静脈と吻合する．流入先は門
脈本幹で小網の右端すなわち肝十二指腸間膜を上
行する．左胃静脈の門脈流入部よりもより肝門部

寄りとなることが多い．すなわち左右門脈枝分岐
部の約 3 cm 下方の門脈本幹へ流入するのが
75％，本幹基部に 22.3％[9]である．

　副右胃静脈(図 12)の流入先が肝左葉内側区域
の下背側に流入することから CTAP でみられる
Sg 4 の偽病変の原因となる．右胃静脈が直接肝
内に流入する右胃静脈異所性還流異常とも報告さ
れている．このほかにも幽門上静脈(図 13)[16]が
直接肝臓に注ぐ場合がある．

1.2.5 ┃ 右胃大網静脈

　胃大彎側の左から右に向かい，幽門付近で胃か
ら離れて背側に周り膵前面から上腸間膜静脈に流

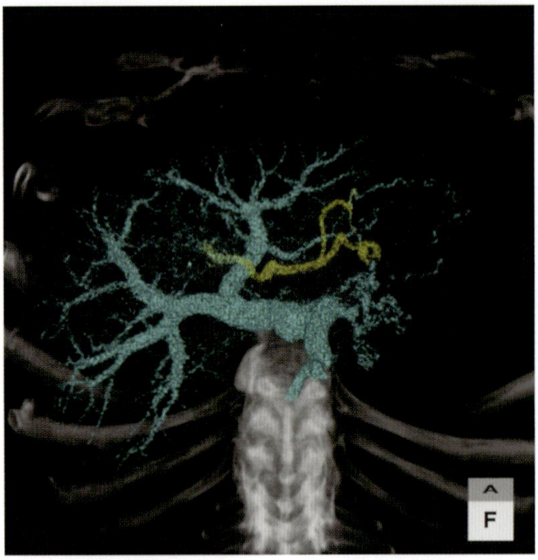

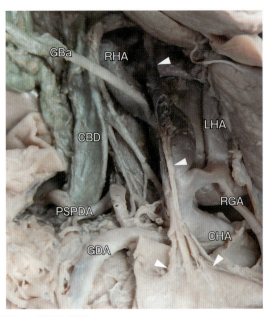

図12　副右胃静脈
造影CTのVR画像．副右胃静脈（黄色）の流入先の多くは左葉内側区域の背側面である．したがってこのような症例の場合にCTAPを行うと同部に欠損像が認められる．

図13　幽門上静脈
解剖例．幽門部付近の上縁から数本の静脈（矢頭）が認められ，それらが1本にまとまるようにして肝十二指腸靱帯内を上行して肝左葉内側区域の下背側面に直接流入しているのが認められる．RHA：右肝動脈，LHA：左肝動脈，CHA：総肝動脈，RGA：右胃動脈，GDA：胃十二指腸動脈，PSPDA：後上膵十二指腸動脈，CBD：総胆管，GBa：胆囊動脈

入する．部位は上腸間膜静脈の前面で，通常上腸間膜静脈・脾静脈合流部の約5cm下方で83.2％，さらに下方では12.4％である[9]．太さは約2.5mm程度である．

gastrocolic trunk（図14）はHenleの静脈幹と言われるもので，原著の構成静脈は右胃大網静脈と右（上）結腸静脈であるという[17]．しかし，その後の報告者では構成静脈が異なり，これに前上膵十二指腸静脈（ASPDV）を加えたもの[18]もあれば，中結腸静脈を加えたものなどもある．ちなみにDouglassら[9]は右胃大網静脈と中結腸静脈の共通幹をgastrocolic veinと呼び，これに下膵十二指腸静脈（IPDV）が流入するという記載をしている．CTでも膵頭部に向かって上腸間膜静脈右壁に注ぐ静脈としてよく描出されている血管の1つだが，上記の構成静脈のうちASPDVはほかの2つの静脈に比べて通常のCTでは描出率は低い[16]．

このように構成静脈の見解に相違があるのは，そもそも右結腸静脈の定義が曖昧だからであろう．

1.2.6　左胃大網静脈

左胃大網静脈は，胃大彎側から派生して右胃大網静脈と吻合し大網の血流も流入する．その76.1％が脾静脈の本幹に流入し，脾静脈上下枝に流入するのは17.4％で[9]，太さは約2mm程度である．

2　十二指腸

2.1　動脈

十二指腸球部に分布する血管はいずれも細く[1]，上面はsupraduodenal artery（図15）が，下

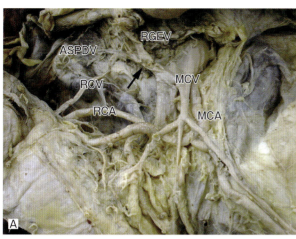
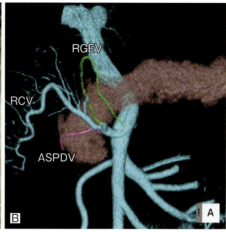

図14 gastrocolic trunk
A：解剖例．右胃大網静脈（RGEV）と上前膵十二指腸静脈（ASPDV）と右結腸静脈（RCV）が合流して gastrocolic trunk（矢頭）を形成している．中結腸静脈（MCV）はそのやや上側で上腸間膜静脈に流入している．
MCA：中結腸動脈，RCA：右結腸動脈
B：CTAP 画像より作成．膵（茶）頭部前面で中結腸静脈（省略）と共通幹をなしている右結腸静脈（RCV）と右胃大網静脈（RGEV：緑）・前上膵十二指腸静脈（ASPDV：ピンク）が合流して，gastrocolic trunk を形成している．

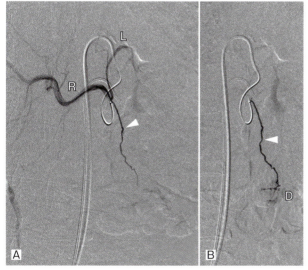

図15 上十二指腸動脈
DSA．左右肝動脈（L, R）の分岐部から肝十二指腸靱帯内を下方に向かう血管（矢頭）がみられ，十二指腸上縁（D）を栄養している．通常気づくことが少ないが，マイクロカテーテルが偶然挿入されたときなどにその存在に気づく．

面は retroduodenal artery が分布している．前者は特に上前面 2/3 と上後面 1/3 を栄養すると言われ[19]，その起始は胃十二指腸動脈 60％，右胃動脈 12％，固有肝動脈または左右肝動脈 25％[20] となっている．その他の部分は，retroduodenal artery すなわち右胃大網動脈や後膵十二指腸動脈からの反回枝で栄養されている[19]．十二指腸の下行部～水平部は膵頭部血管の項（73 頁）を参照．

> **Topics 同名異動脈**
>
> Pierson[21] の retroduodenal artery は上記の血管と同等であるが，Edwards[22] の retroduodenal artery とは PSPDA のことであり[1]，すなわち同じ名称でも研究者で異なる場合があるので注意する．

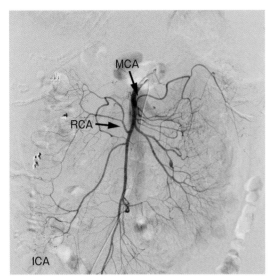

図16 上腸間膜動脈
DSA. 上腸間膜動脈の右壁からは右結腸動脈(RCA), 回結腸動脈(ICA)が分岐しており, 左壁からは空腸・回腸枝が分岐している. 中結腸動脈(MCA)は前壁から分岐しており, 右結腸動脈や左結腸動脈と吻合しているのがやや遅い相で見ると確認できる.

2.2 静脈

十二指腸の静脈は動脈に伴行しており, 通常動脈よりも表層を走行している.
膵頭部血管の項(80頁)を参照のこと.

3 小腸

3.1 動脈

空腸から回腸は上腸間膜動脈から栄養されている[1]. 上腸間膜動脈からは多数の枝が分岐しその数はおよそ10〜16ほどとされている(図16). 最初の第1空腸枝は細いが, それに続く空腸枝はだんだん太くなり小腸の半分程度を栄養しているが, 遠位になると再び次第に細くなっていく. さて腸間膜内ではそれらの枝は上下で連絡しアーケードを形成している. 最も末梢のアーケードから小腸に直動脈が分岐しており, その長さは空腸で約4〜5cmと長く回腸で短い.

Michels[23]によれば, 上腸間膜動脈の長さは平均24cmで回結腸動脈が分岐するところまでの平均が約8cmであり, 回結腸動脈が分岐するまでの小腸枝の本数は約5本でそれ以遠は約11本であるという. また小腸枝は平均で16本という. IPDAが上腸間膜動脈の第1分枝となるのだが, 60%で2本(AIPDAとPIPDA), 40%で1本(前後共通幹)となっている. さらに3タイプに分かれ, SMAから単独分岐(50%), 第1空腸動脈と共通幹(2%)(48%), 第2空腸動脈と共通幹である.

3.2 静脈

動脈に伴行するように小腸静脈がみられるが, 動脈と比べてまとまってから本幹に合流する傾向がある. 大腸静脈の項(124頁)を参照のこと.

4 大腸

4.1 辺縁動脈と終動脈

① 辺縁動脈 marginal artery:もともとは上・下腸間膜動脈領域間の吻合に関する重要性をvon Hallerが指摘したのが始まりのようだが, 外科手術の進歩に伴い結腸動脈の吻合(図17)の重要性について明らかとなりDrummond[24]が結腸壁に沿った吻合枝を辺縁動脈と初めて呼ぶようになった. この辺縁動脈は恒常性があるが, 上行結腸レベルで辺縁動脈を介さずに終動脈が分岐している場合もある. 結腸からの距離はまちまちで, さらに別の位置に2次ループを有する場合もある[25].

② 終動脈 terminal artery(図18):Stewardらによると, (1)長枝と短枝の2種類あり, 長枝は腸間膜反対側または遠位1/3を栄養し, 短枝は腸間膜側または近位2/3を栄養している. (2)腸間

4 大腸 | 121

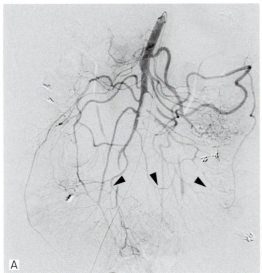
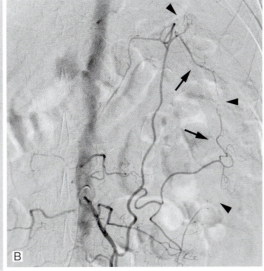

図17 辺縁動脈
A：小腸の辺縁動脈．上腸間膜動脈血栓症の症例であり，中枢側に閉塞・狭窄があるために辺縁動脈（矢頭）が発達しているのがみられる．辺縁動脈のおかげで腸管の虚血が最小限に食い止められているのであろう．
B：大腸の辺縁動脈．下腸間膜動脈の枝に近い部分の辺縁動脈（矢印）は血管造影では早期に描出されるが，遠い部分（矢頭）はゆっくりと描出されてくる．

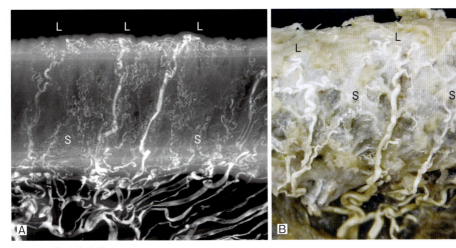

図18 腸管の終動脈
A：X線写真．上腸間膜動脈の小腸枝にバリウムを注入し，腸管内腔を拡張して撮影した．腸管の終動脈（直動脈）には長枝（L）と短枝（S）の2種類があり，それぞれが交互に認められる．前者は腸間膜反対側まで達しているのに対して，前者は腸間側を主に栄養している．
B：肉眼解剖．X線写真でみられるように，長枝（L）と短枝（S）が認められ，粘膜下には微細な血管網が観察できる．

膜側の結腸間膜ヒモが最も血流が豊富である．(3)終動脈は腸管の軸に対してほぼ垂直に走行する．(4)粘膜下を除いて終動脈同士の吻合は少ない[25]．

4.2 回結腸動脈

上腸間膜動脈右側の最下部にある血管で，回腸末端，盲腸，上行結腸の初部に分布して虫垂にも分布する[25]．すなわち(1)大腸枝：上行結腸に沿っ

表3 右結腸動脈の起始

	塚本(%)	石塚(%)	Steward(%)
I型：SMAより分岐	50	23.3	40
II型：MCAより分岐	41.5	50.0	30
III型：ICAから分岐	8.5	26.7	12

SMA：上腸間膜動脈，MCA：中結腸動脈，ICA：回結腸動脈

表4 中結腸動脈の範囲

MCA分布	A, T-colon(%)	T-colon(%)	T, D-colon(%)
塚本	13.2	66.3	10.7
石塚	33.3	66.7	0

て上行，(2)回腸枝：回腸末端に沿って左へ行く，(3)前盲腸動脈が盲腸の前面を通過，(4)後盲腸動脈が盲腸の後面を通過，(5)虫垂動脈といった枝を分岐する．

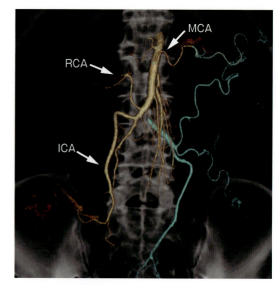

図19 上腸間膜動脈
3D-アンギオグラフィ．中結腸動脈(MCA)は上腸間膜動脈のやや前面から分岐することが多く，左上方に向かっていく．本例では下腸間膜動脈(青色)から分岐する左結腸動脈との交通が良好に描出されている．RCA：右結腸動脈，ICA：回結腸動脈

4.3 右結腸動脈

　右結腸動脈は中結腸動脈の遠位から分岐し上行結腸の中央部に分布する[2]．すなわち，上腸間膜動脈の右側から分岐する2番めの枝で肝彎曲へ右側に向かう血管である(表3)．ただし不安定な血管で，そもそも記載がない場合もあることや複数本存在することもある．

4.4 中結腸動脈・副中結腸動脈

　中結腸動脈はIPDAの下方から分岐して弓状に曲がりながら横行結腸に分布する(図19)が，時に上行結腸の遠位部・下行結腸の近位部にも分布する[2](表4)．

　副中結腸動脈の定義はMichels[4]によれば横行結腸を付加的に栄養する動脈とされており，Stewardら[25]は中結腸動脈よりも手前から分岐して左に分布する血管としている．複数本の中結腸動脈が20％程度あるので，その場合にはこの定義が使える．しかしながらMichelsも報告しているように，腹腔動脈の背膵動脈と共通幹をなして横行結腸間膜内に進入し，中結腸動脈と吻合する枝・下腸間膜動脈の上行枝と吻合する枝の2本に分かれる，このような特殊な中結腸動脈(図20)を副中結腸動脈と称するほうが上腸間膜動脈から分岐する複数の中結腸動脈と区別する意味でよいのではないだろうか？　逆に上腸間膜動脈から分岐する背膵動脈と共通幹をなして遠位部の横行結腸に分布する副中結腸動脈もある(図21)．

　Koizumiら[26]は，特に脾彎曲を栄養する比較的太い結腸動脈に注目して，これが上腸間膜動脈の近位部(第1空腸枝よりも近位)から左上方に向かって分岐する場合で別個に明らかな中結腸動脈がある場合に「上左結腸動脈」としている(図22)．その頻度は49.2％と決して稀ではなく，さらに4例で膵枝が分岐していたと報告している．

4.5 左結腸動脈

　下腸間膜動脈(図23)から分岐して下行結腸に分布する．上行・下行の2本に分かれて上行枝は中結腸動脈と吻合して，下行枝はS状結腸動脈

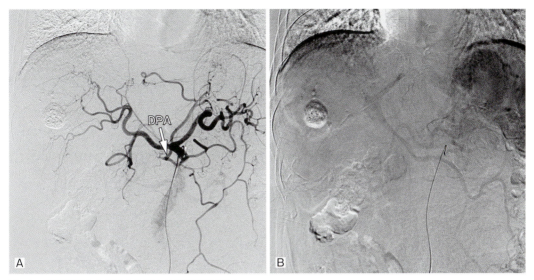

図 20　背膵動脈から分岐する副中結腸動脈の DSA

A：動脈相．腹腔動脈の根部から右下に向かう背膵動脈(DPA)がみられる．通常みられるよりも太く，この血管から左に向かっていく枝を見ていくと横行結腸の遠位部から下行結腸まで栄養する血管を分岐しているのが観察される．すなわち副中結腸動脈が背膵動脈から分岐している．

B：静脈相．副中結腸動脈から連続する左結腸動脈が下行結腸を栄養しているため，下腸間膜静脈が描出され上腸間膜静脈に流入しているのが観察される．

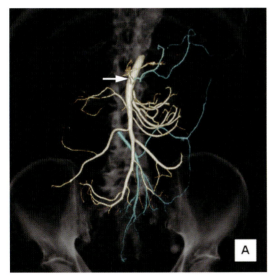

図 21　上腸間膜動脈・下腸間膜動脈

3D-アンギオグラフィ．本例では上腸間膜動脈の近位部から背膵動脈(矢印)が分岐しており，その中枢側から左上方に向かって横行結腸遠位部へ向かう血管が描出されている．このように腹腔動脈から分岐する背膵動脈と中結腸動脈の組み合わせと同じことが上腸間膜動脈でも認められる．

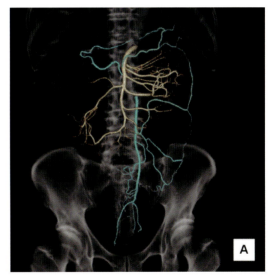

図 22　上腸間膜動脈・下腸間膜動脈

3D-アンギオグラフィ．横行結腸を栄養する血管は 2 本あり，中枢側から分岐するものはより遠位部の領域を，末梢側から分岐するものはより中枢側を栄養している．

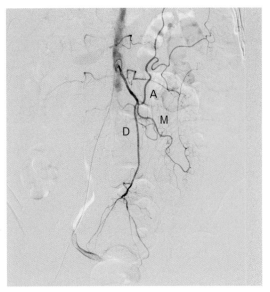

図23 下腸間膜動脈
DSA. 本例では主として下行結腸を栄養する左結腸動脈とS状結腸を栄養するS状結腸動脈, そして終枝である上直腸動脈の3枝がほぼ同じところで分岐している. Michelsは, この3枝を必ずしも名前が示す部位を栄養するとは限らないので, 単純に上枝(A)・中枝(M)・下枝(D)に分類している. 本例の場合, A・M・Dはほぼ3分岐し, Mは下行結腸の遠位部からS状結腸を栄養している.

と吻合する. また, Stewardら[27]は27%で脾彎曲まで到達していないと報告している. 総論(2頁参照)では姫井の分類を紹介したが, Michels[25]は下腸間膜動脈の枝を ascending(A), descending(D), and middle(M)branches という分類をしている. この分類でA+D:56%, A+M+D:38%, A+D+吻合(AD間の吻合枝):6%という頻度でS-colonに分布するのはAの下方やMやDから出ており, Aが脾彎曲まで達するのは86%である.

4.6 S状結腸動脈

S状結腸に分布して上下の動脈と吻合し, 複数本あることが報告されている(表5). 上記の分類では, 1本がAから1本はD:41%, 1本がAから2本がD:44%, 2本がAから2本がD:11%から分岐しているという[27].

表5 S状結腸動脈の本数

	1本(%)	2本(%)	3本(%)
塚本	46.2	52.8	0
石塚	36.7	53.3	10

4.7 上直腸動脈

下腸間膜動脈の終枝としてまっすぐに下行して直腸上部に分布する血管であり, その間にS状結腸にも1～2本枝を出して, 直腸上方で左右2本に分岐する[25]. その高さは下腸間膜動脈起始部から約18 cm程度のところである.

4.8 静脈

小腸の静脈は動脈とはやや異なって, ある程度まとまってから上腸間膜静脈に合流する形をとっている(図24). 大きく分けて空腸静脈・回腸静脈・その間の中間静脈とに分けられる. Gillotら[28]によれば, これら小腸静脈は次の5タイプに分類できるという.

① Type Ⅰ(7.4%):1本の空腸静脈のみ
② Type Ⅱ(12.3%):空腸静脈と中間静脈(空腸と回腸の間)の2本
③ Type Ⅲ(43.2%):2本の空腸静脈と中間静脈(遠位の1本と合流)
④ Type Ⅳ(23.4%):2本の空腸静脈と中間静脈の合計3本
⑤ Type Ⅴ(13.5%):3本の空腸静脈と中間静脈(遠位の1本と合流)

上腸間膜静脈の末梢では左側から上回腸静脈が流入し, 右側からは回結腸静脈が流入する. Yamaguchiら[29]によれば回結腸静脈は100%に存在するが右結腸静脈(上行結腸の静脈を還流)は43.1%にしかみられず, 中結腸静脈は100%あるもののその数は1～3本であるという. 一方, 肝彎曲の静脈還流をする静脈を上右結腸静脈と定義すると89%に存在するという.

Gillotら[28]の詳細な上腸間膜静脈の検討をみる

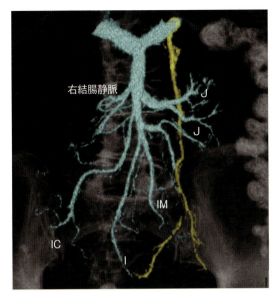

図24 上腸間膜静脈

上腸間膜静脈に流入する小腸枝は，動脈と異なり，ある程度まとまってから上腸間膜静脈の本幹に合流するような形態をとっており，大きく分けて空腸静脈（J：複数あり）と回腸静脈（I），その間の中間静脈（IM）そして回腸末端を含む回結腸静脈（ICV）から構成される．図25Bのように小腸静脈が大きく1本にまとまっているなどさまざまなタイプがある．

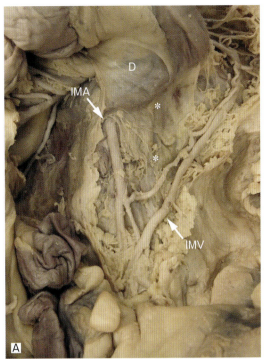

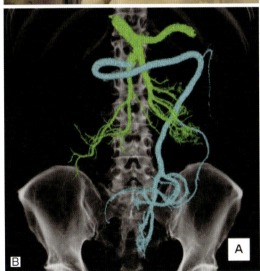

図25 下腸間膜静脈近位部欠損

A：解剖例．本来下腸間膜静脈（IMV）は内側に向かってTreitz靱帯の左方（＊）を回って脾静脈または上腸間膜静脈に合流するのだが，本例ではその部位の静脈がみられない．下腸間膜静脈の血流は中結腸静脈に流入して上腸間膜静脈へと運ばれることとなる．IMA：下腸間膜動脈，D：十二指腸

B：臨床例．本例では下腸間膜静脈の中枢側が存在しないため，中結腸静脈を介して左半結腸の静脈は上腸間膜静脈に合流している．また上腸間膜静脈は，主として小腸静脈が合流してできた左側の1本と，回結腸静脈と右結腸静脈が合流してできた右側の1本から構成されている．

と，中結腸静脈という名称は使わずに横行結腸静脈という総称でその還流範囲に応じて右・中・左横行結腸静脈と分類している．さらに上右結腸静脈の下方で中右結腸静脈が約半数にみられるという．

このように右結腸静脈から中結腸静脈の間には複数の静脈が存在するために，各報告者によって名称に統一性がなく，Henleの静脈幹の構成静脈の定義などにも不一致がみられるようだ．

下腸間膜静脈は上直腸静脈に始まりS状結腸静脈と左結腸静脈を合流するが，同名動脈とは走行が異なり，左方を上に向かって行く．左結腸静脈の上根と合流後には右側に向かい脾静脈・上腸間膜静脈・両者の合流部に合流する[30]．しかしながら，合流部を形成するはずの血管が欠損して中結腸静脈を介して上腸間膜静脈に向かう例がある（図25）．また後腹膜腔の静脈と吻合して門脈体循環シャントを形成することもある（図26）．

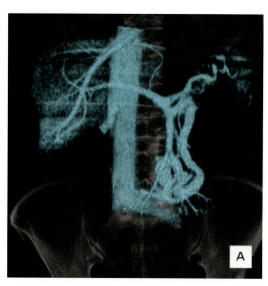

図26 下腸間膜静脈・後腹膜血管シャント
3D-アンギオグラフィ．下腸間膜静脈が拡張している場合には何らかの門脈圧亢進症を伴い門脈体循環シャントがみられる場合が多い．直腸静脈まで拡張している場合には直腸静脈瘤などが考えられるほか，既出の性腺静脈との間のシャントがある．本例では，下腸間膜静脈と後腹膜静脈にシャントが生じ左総腸骨静脈に流入している．肝性脳症などの症状がある場合には治療の対象となることがある．

Topics　Griffiths' point

辺縁動脈のうち脾彎曲に弱いところがあるとGriffths[31]が指摘したところから，同部がこのように呼ばれる．またSudeckが上直腸動脈とS状結腸動脈の最終枝の間の辺縁動脈の吻合がないと報告しているところは誤りであるとも指摘している．

Topics　Riolan の動脈弓

Riolanの著書である"Encheiridium anatomicum et pathologicum"の図には腹腔動脈・上腸間膜動脈・下腸間膜動脈が別個に大動脈から出ており，これらの間の吻合は記載されておらず，Jean Riolan自身はそのような動脈吻合を指摘していないとGulikら[32]が報告している．Albrecht von Hallerというスイスの解剖学者が"Icones Anatomicae 1743年"で上腸間膜動脈・下腸間膜動脈の間に腸間膜の辺縁に沿って吻合があることを図説し，これを「動脈と静脈の吻合を証明した」偉大なる解剖学者Riolanに敬意を表してArcus Riolanと名づけたのが始まりとのことである．

Topics　meandering mesentery artery

Moscowitz[33]は結腸を栄養する血管として，中結腸動脈の左側の枝と左結腸動脈との間は約2/3の例で直接吻合があることから，右結腸動脈・中結腸動脈・左結腸動脈の間の中枢側の吻合をcentral anastomotic arteryと定義し，結腸に沿って存在する吻合する辺縁動脈をperipheral anastomotic arteryと呼び，両者の間には吻合 arcading arteryがみられる．そして横行・下行結腸では辺縁動脈の連続性が比較的保たれ，そこから直動脈が分岐しているのに対し，上行結腸の辺縁動脈は非連続性であることが多いために直動脈はこのarcading arteryまたはもっと中枢の動脈（central anastomotic artery）そのものから分岐すると説明している．そのうえで上腸間膜動脈根部が閉塞した場合にみられる下腸間膜動脈から発達した血管meandering mesentery artery（図27）というのは辺縁動脈が拡張したのではなく，上記の中心側吻合血管が拡張発達したものであると結論している．

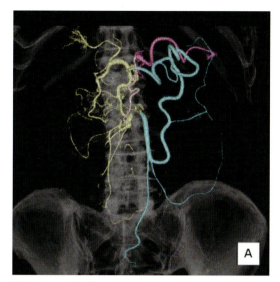

図27 meandering mesentery artery

3D-アンギオグラフィ．下腸間膜動脈または上腸間膜動脈根部が閉塞すると両者の間でみられる交通枝が拡張してくる．辺縁動脈を介さずにそれよりも中枢側の動脈が拡張して両者が交通する場合に meandering mesentery artery といわれる．本例は上腸間膜動脈の近位部高度狭窄例である．

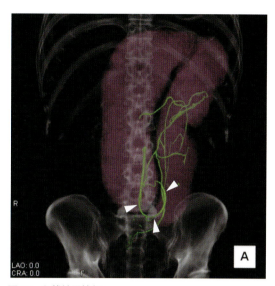

図28 S状結腸捻転

3D-アンギオグラフィ．高齢者に多いS状結腸捻転の際には，下腸間膜動静脈がS状結腸間膜を軸に回転しているのが CT で確認できる．3D-アンギオグラフィを作成してみると正面から見て下腸間膜動脈が反時計方向に回転しているのが認められる．

> **Topics　S状結腸捻転**
>
> S状結腸捻転（図28）は結腸捻転のうちで60〜75％を占めるといわれ，多くは間膜軸で捻転する．このためにS状結腸の2か所が閉塞するので closed loop となる．捻転を診断するには，CT で Whirl sign を探すことが重要といわれているが，血管構築を見ることも可能になっている[34]．

[文献]

1) Hollinshead WH. The stomach, duodenum, pancreas, and spleen. Anatomy for surgeon；Vol 2. pp393-394, Hoeber-Haper Book, 1956
2) 塚本 登．日本人腹腔内動脈ニ就テ．解剖誌 2；780-829, 1928
3) 石塚正人．腹腔内臓に分布する動脈に関する解剖学的並びに応用解剖学的研究．第1編 腹腔動脈．鹿大雑誌 10；175-185, 1958
4) Michels NA. Blood supply and anatomy of the upper abdominal organs. With a Descriptive Atlas. pp139-154, Pitman Medical Publishing Co. Ltd. 1955
5) Helm HM. The gastric vasa brevia. Anat Rec 9；637-645, 1915
6) Adachi B. Das Arterien system der Japaner. Band 2 p59, Maruzen. 1928
7) Suzuki K, Prates JC, DiDio LJ. Incidence and surgical importance of the posterior gastric artery. Ann Surg 187；134-136, 1978
8) 荒井保明．IVR における肝動注化学療法の基本手技．臨床放射線 38；1497-1508, 1993
9) Douglass BE, Baggenstoss AH, Hollinshead WH. The anatomy of the portal vein and its tributaries. Surg Gynecol Obstet 91；562-576, 1950
10) Marn CS, Glazer GM, Williams DM, et al. CT-angiographic correlation of collateral venous pathways in isolated splenic vein occlusion：new observations. Radiology 175；375-380, 1990
11) Cho KJ, Martel W. Recognition of splenic vein occlusion. AJR 131；439-443, 1978
12) Didio LJ. The termination of the vena gastrica sinistrs in 220 cadavers. Anat Rec 141；141-144, 1961
13) Ibukuro K, Tsukiyama T, Mori K, et al. Preaortic esophageal veins：CT appearance. AJR 170；1535-1538, 1998
14) Hochstetter F. Anomalien der Pfortader und der Nabelvene in Verbindung mit Defect oder Linkslage der Gallenblase. Arch Anat Entwick 3；369-384, 1886
15) Birtwisle Y, Ferrari C, Bourgeon A, et al. Venous drainage of the pancreas and its relations to pancreatic phlebography. Anat Clin 5；103-113, 1983

16) Petren HT. Die extrahepatischen gallenwegsvenen und ihre pathologisch-anatomische bedeutung. VerhAnat Geselsch 41；139-143, 1932

17) Voiglio EJ, Boutillier du Retail C, Neidhardt JP, et al. Mertens Gastrocolic vein. Surg Radiol Anat 20；197-201, 1998

18) Falconer CW, Griffiths E. The anatomy of the blood-vessels in the region of the pancreas. Br J Surg 37；334-344, 1950

19) Wilkie DPD. The blood supply of the duodenum. SGO 13；399-405, 1911

20) Shapiro AL, Robillard GL. Morphology and variations of the duodenal vasculature. Arch Surg 52；571-602, 1946

21) Pierson JM. The arterial blood supply of the pancreas. Surg Gynecol Obstet 77；426-432, 1943

22) Edwards LF. The retroduodenal artery. Anat Rec 81；351-355, 1942

23) Michels NA, Siddharth P, Kornblith PL, et al. The variant blood supply to the small and large intestines：its import in regional resections. J Int Coll Surg 39；127-170, 1963

24) Drummond H. Some points relating to the surgical anatomy of the arterial supply of the large intestine. Proc Roy Soc Med 7；185-193, 1913

25) Steward JA, Rankin FW. Blood supply of the large intestine：its surgical considerations. Arch Surg 26；843-891, 1933

26) Koizumi M, Horiguchi M. Accessory arteries supplying the human transverse colon. Acta Anat 137；246-251, 1990

27) Michels NA, Siddharth P, Kornblith PL, et al. The variant blood supply to the descending colon, rectosigmoid and rectum based on 400 dissections. Dis Colon Rectum 8；251-278, 1965

28) Gillot C, Hureau J, Aaron C, et al. The superior mesenteric vein, an anatomic and surgical study of eighty-one subjects. J Int Coll Surg 41；339-369, 1964

29) Yamaguchi S, Kuroyanagi H, Milsom JW, et al. Venous anatomy of the right colon：precise structure of the major veins and gastrocolic trunk in 58 cadavers. Dis Colon Rectum 45；1337-1340, 2002

30) 姫井友章. 直腸手術上からみた下腸間膜動静脈系に関する研究. 岡山医会誌 71；4163-4187, 1959

31) Griffiths JD. Surgical anatomy of the blood supply of the distal colon. Ann Roy Coll Surg England 11；241-256, 1956

32) Gulik TM, Scoots I. Anastomosis of Riolan revisited：the meandering mesentery artery. Arch Surg 140；1225-122, 2005

33) Moskowitz M, Zimmerman H, Felson B. The meandering mesenteric artery of the colon. Am J Roentgenol 92；1088-1099, 1964

34) Vandendries C, Jullès MC, Boulay-Coletta I, et al. Diagnosis of colonic volvulus：findings on multidetector CT with three-dimensional reconstructions. Br J Radiol 83；983-990, 2010

7章 骨盤

1 総腸骨動脈

総論（12頁）参照.

2 外腸骨動脈の分枝

2.1 下腹壁動脈

　起始部から弓状をなして前腹壁の後面に沿って腹膜に覆われながら上内側に走行し（図1），枝分かれして腹直筋に分布しつつ上腹壁動脈に吻合する．起始部は外腸骨動脈からの分岐が56.7〜59.7％，鼠径靱帯の下方からが11.7〜32.7％，大腿動脈からが7.1〜15.3％，閉鎖動脈からが0.4％[1,2]である．この動脈の恥骨枝が太くなって閉鎖動脈が細くなった場合に，閉鎖動脈が下腹壁動脈の枝のようになる．このほかに精巣挙筋動脈または子宮円索動脈を分岐する．

2.2 深腸骨回旋動脈

　下腹壁動脈とほとんど同じ高さで分岐する（図1）．腹膜に覆われながら鼠径靱帯の後側に沿って外上方にて上前腸骨棘に向かって走行する．その経過で上行枝を腹筋に出しており，下腹壁動脈の外側を走行する枝のことを外腹壁動脈と称する．

　塚本によれば，本動脈が2本あるものが9.7％，すぐに2本に分かれるものが8.4％であるという[1]．

　起始に関しては，外腸骨動脈から分岐が20.7〜26％，鼠径靱帯の下方からが34〜38.9％，大腿動脈からが40〜40.3％[1,2]であった.

3 内腸骨動脈

3.1 内腸骨動脈の分類

　内腸骨動脈からは多数の血管が分岐する（図1）ために解析が難しい．このためさまざまな分類が試みられており，下記のごとく前幹・後幹と2分する方法や，機能別に分類する方法，または主たる3血管（上殿動脈，下殿動脈，内陰部動脈）の分岐形式で分類する方法などがある．個々の症例では，これをもとに，さらに内臓枝である膀胱，子宮，腟，精管，精嚢，直腸などの枝がこれらのどれから分岐するかなどを個別に分析していかなければならない．解剖学的に内臓枝で恒常的に存在する血管は，臍動脈から分岐する上膀胱動脈と，内陰部動脈から分岐する下直腸動脈で，その他の血管はどこから分岐するかは個別の問題となる．

　前幹と後幹と大きく2つに分ける分類では，後幹は短く，すぐに腸腰動脈を，次に外側仙骨動脈を分岐し，最後に上殿動脈となるという考えかたである．外側仙骨動脈（図2）は上下2本に分かれ，特に上枝からS1，S2の前仙骨孔に入り後仙骨孔から皮膚に至りそこで上殿動脈と吻合する．一方前幹は長く，腹膜との間に神経が介在する結合織内部を骨盤壁に沿って走行し，多くの内臓枝を分岐する．

　内腸骨動脈は壁側枝（腸腰動脈，外側仙骨動脈）と内臓枝（内陰部動脈，上下膀胱動脈，精管・子宮動脈，中直腸動脈）と肢枝（上殿動脈，下殿動脈，閉鎖動脈）からなり立っている．また重要な変異

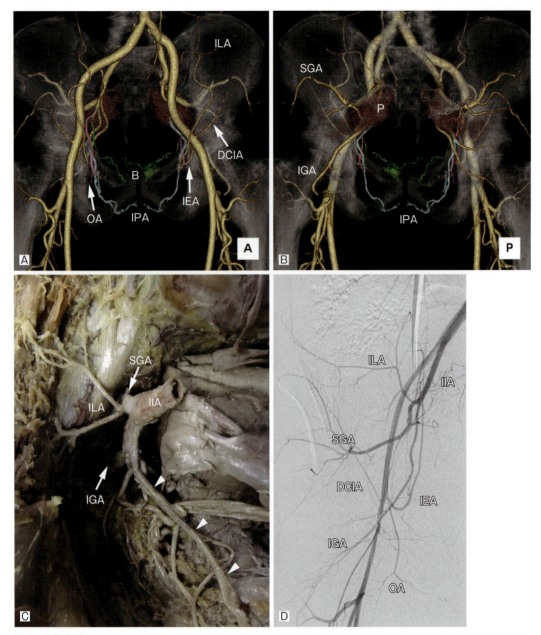

図1 骨盤動脈

A：3D-アンギオグラフィ(正面).
B：3D-アンギオグラフィ(背面).
　　CT では臓器そのものが同定できるので，臓器から栄養動脈を正確に同定することが可能となる．ワークステーションを用いれば個別に色分けをして各骨盤動脈の立体的な配置が観察できる．もちろん観察できるのとカテーテルを選択的に留置できるかという話は別だが，選択的造影の際の一助になる．上下殿動脈の間には梨状筋(P)が介在している．閉鎖動脈(ピンク色)，内陰部動脈(水色)，膀胱動脈(緑色)．
C：解剖．左内腸骨動脈を剖出して骨盤左壁を正面から観察した．ざっくりと前枝と後枝に分けるとすると，後枝：上殿動脈と腸腰動脈，前枝：その他と分かれる．しかしながら後ろに行くという点では下殿動脈も後ろに向かうのであまりいい分類ではないかもしれない．そこで発生学的に臍動脈(矢頭)は必ずあるのでそれを基準にという発想も頷ける．とはいうものの，内腔は閉塞しており CT でも血管造影でも造影されないので同定困難．
D：DSA．ILA：腸腰動脈，SGA：上殿動脈，IGA：下殿動脈，OA：閉鎖動脈，IEA：下腹壁動脈，DCIA：深腸骨回旋動脈，IPA：内陰部動脈，IIA：内腸骨動脈，B：膀胱，P：梨状筋

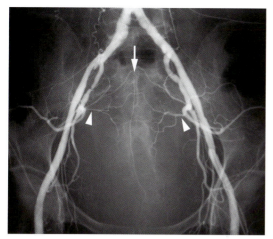

図2 正中・外側仙骨動脈

血管造影.両側内腸骨動脈から外側仙骨動脈(矢頭)が分岐している.本例ではこれらと交通がある正中仙骨動脈(矢印)がよく描出されている.外側仙骨動脈の枝は各椎間孔に入っていくのがCTで容易に確認できる.

表1 Adachiの分類(内腸骨動脈)の各頻度

	Adachi	Braithwaite	Yamaki	Talalwah
Type I (%)	51.2	58.5	58	36.1
Type II (%)	23.1	15.3	13.6	5.3
Type III (%)	18.2	22.5	22.8	34.8
Type IV (%)	4.1	3.6	5.4	2.3
Type V (%)	0.8	0	0.2	0

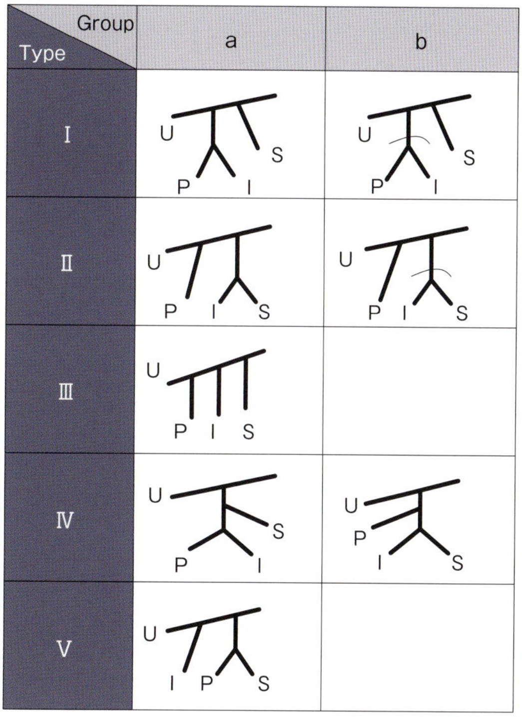

図3 内腸骨動脈のAdachi分類

Adachiの臍動脈を基軸とした内腸骨動脈の分類(Type I〜V).U:臍動脈,S:上殿動脈,I:下殿動脈,P:内陰部動脈

> **Topics** 坐骨動脈遺残
>
> 元来,下肢の幹動脈は坐骨動脈であったが,股関節の前を通る新たな動脈が坐骨動脈に代わって膝窩動脈と交通して下肢の幹動脈となる.典型的坐骨動脈は梨状筋下孔を出て(すなわち下殿動脈と同じ経路)坐骨神経に伴行しながら下行していく(図4).Hooftらのレビュー[4]では,坐骨動脈の出現頻度は0.03〜0.06%で,片側性が70%,両側性は30%,膝窩動脈まで連続している完全型が79%,男女差・左右差はない.約80%で間欠性跛行などの臨床症状を伴っており,48%で動脈瘤がみられる.

として副閉鎖動脈,中直腸動脈,坐骨動脈遺残などが挙げられる[3].

Braithwaite[5]によれば1891年にJastschinskiが内腸骨動脈を4つに分類を行ったのち,Adachi[2]がsubtypeを含めて5タイプに分類を行ったという.ただし解剖学的には重要な臍動脈は生体では閉塞しているので血管造影では同定できず,CTでも索状影が認識できる程度である.参考までにAdachiの分類の形態や頻度を示す(表1)[6].

Adachiの分類の基本は上・下殿動脈と内陰部動脈の分岐型式なのだが,内腸骨動脈本幹というのを「臍動脈」と想定している(図3).

① Type I:上殿動脈が単独で内腸骨動脈から分岐し,下殿動脈と内陰部動脈が共通幹をなしている.aは骨盤内で両者が分岐する場合で,bは骨盤外で分岐する場合.

② Type II:上殿動脈と下殿動脈が共通幹をなし

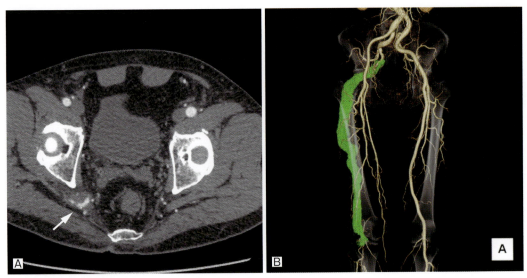

図4 右側坐骨動脈遺残
A：軸位断像．右下殿動脈(矢印)は左側と比較し著しく拡張しているのが観察できる．ただし壁在血栓もみられる．
B：3DCT．この右下殿動脈に連続する拡張した血管(緑色)を下方に追って行くと，大腿部を下行して膝窩動脈まで連続していることがわかる．しかしながら内腔は完全に血栓化しているので血流は全くなかった．この血管が発生初期にみられる坐骨動脈である．一方右大腿動脈は，深大腿動脈よりも細く内側に向かっており膝窩動脈と連続していない．

ており，内陰部動脈が内腸骨動脈から単独で分岐するタイプをいう．a は骨盤内で上殿・下殿動脈に分かれる場合で，b は骨盤外で上殿・下殿動脈に分かれる場合．
③ Type Ⅲ：上殿動脈，下殿動脈，内陰部動脈のいずれも別々に分岐するタイプ．
④ Type Ⅳ：上殿動脈，下殿動脈，内陰部動脈が共通幹を形成するタイプ．a は最初に上殿動脈が分岐する場合で，b は最初に内陰部動脈が分岐する場合．
⑤ Type Ⅴ：上殿動脈と内陰部動脈が共通幹をなしており，下殿動脈が内腸骨動脈から単独で分岐するタイプをいう．

そこで Yamaki ら[7]は事実上画像では見えない臍動脈を想定しない分類で Group A～D に分類し直した(図5)．
① Group A：上殿動脈と下殿動脈・内陰部動脈の共通幹の2本．頻度 79.5%．
② Group B：内陰部動脈と上殿動脈・下殿動脈の共通幹の2本．頻度 15.0%．
③ Group C：上殿動脈と下殿動脈と内陰部動脈の3本に分岐．頻度 5.3%．
④ Group D：下殿動脈と上殿動脈・内陰部動脈の共通幹の2本．頻度 0.2%．

3.2 上殿動脈，下殿動脈(図6)

上殿動脈は S1 と S2 の間を通過して大坐骨孔(梨状筋上孔)を出てから浅枝と深枝に分かれ，前者は大殿筋と中殿筋の間に入り，後者は中殿筋と小殿筋の間に入ってそれぞれを栄養している[8]．

下殿動脈は S2 と S3 の間を通過して大坐骨孔(梨状筋下孔)を出てから大殿筋と大腿筋に分布する．また坐骨神経伴行動脈を分岐する(図7)ので，内腸骨動脈塞栓術を行った際に坐骨神経麻痺を生じる原因ともいわれている．

内陰部動脈も下殿動脈と同じように大坐骨孔(梨状筋下孔)を出るが，小坐骨孔から骨盤内に入り，下直腸動脈や会陰動脈や陰茎または陰核動脈となる．

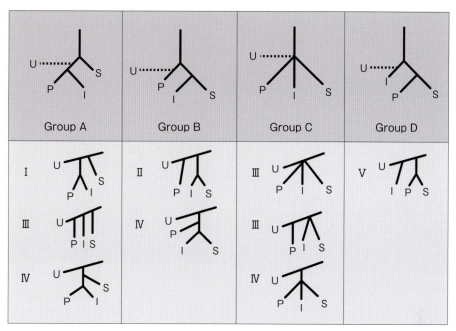

図5 内腸骨動脈の Yamaki 分類
上段が臍動脈の位置に関わらない Yamaki らの分類である．点線が臍動脈の位置．下段は対応する Adachi の分類．U：臍動脈，S：上殿動脈，I：下殿動脈，P：内陰部動脈

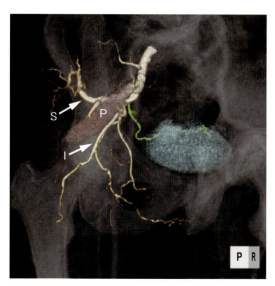

図6 上下殿動脈と梨状筋
骨盤動脈（3D-アンギオグラフィ）．左背側から左内腸骨動脈を観察したところ，梨状筋（P）を挟んで上側に上殿動脈（S）が，下側に下殿動脈（I）が認められる．上を大坐骨孔梨状筋上孔，下を大坐骨孔梨状筋下孔という．膀胱動脈（緑色），膀胱（水色）

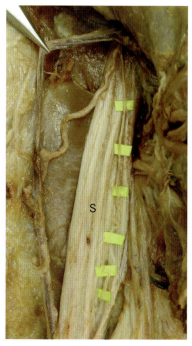

図7 下殿動脈坐骨神経枝
下殿動脈から坐骨神経（S）に栄養枝（黄色テープの上）が出ている．内腸骨動脈塞栓時に合併症の1つとして坐骨神経麻痺が挙げられているゆえんである．

表2 閉鎖動脈の起始

	塚本	Braithwaite	Adachi
内腸骨動脈前壁(%)	23.4	41.4	43.6
前枝(%)	25.1		
上殿動脈(%)	12.5	10.0	18.8
下殿動脈(%)	14.4	14.7	12.9
内陰部動脈(%)	2.4	3.8	6.9
下腹壁動脈(%)	18.3	19.5	—

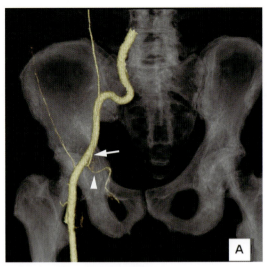

図8 下腹壁動脈の恥骨枝(死冠)

3D-アンギオグラフィ．外腸骨動脈の末梢で分岐する腹壁の動脈として，深腸骨回旋動脈と下腹壁動脈(矢印)が挙げられる．下腹壁動脈からは恥骨枝(矢頭)が派生しており，これが内腸骨動脈の閉鎖動脈と交通する．その際に恥骨枝が優位になると，拡張した血管が恥骨の上をまたぐようになり，これを鼠径ヘルニア手術の際に損傷すると出血多量となる可能性があるので「死冠」といわれている．

3.3 腸腰動脈

腸腰動脈は通常内腸骨動脈の本幹から分枝し，大腰筋の背側から腸骨窩に至り，腸骨枝は腸骨や腸腰筋に分布し栄養(腸骨枝)して深腸骨回旋動脈と交通する[9]．腰枝は腰筋・腰方形筋を栄養し，L5・S1 椎間孔から入り脊髄枝も分枝し，また大腿神経の栄養枝にもなる．起始部について Rusu らは解剖体・血管造影の両者を混合した40側で検討したところ，総腸骨動脈(7例, 8.75%)，内外腸骨動脈分岐(2例, 2.5%)，内腸骨動脈本幹(42例, 52.5%)，前後幹分岐部(3例, 3.75%)，後幹(26例, 32.5%)であったと報告している[9]．

3.4 閉鎖動脈

閉鎖動脈は同名神経と同じように，内閉鎖筋の内側面を走行して閉鎖管を通過して骨盤前面へ出る．そこで外閉鎖筋に枝を出し前枝は恥骨筋や長内転筋の枝を分岐し，また後枝は大内転筋や寛骨臼枝などを分岐する[8]．

起始については外腸骨動脈の分枝である下腹壁動脈から分岐するのか，内腸骨動脈から分岐するのかの2種に大別される[1]．部位については表2参照のこと．Adachi によれば，日本人692例では外腸骨動脈(多くは下腹壁動脈)から分岐するのは13.2%で，外国の報告集計3,421例では28.2%である[2]．

閉鎖動脈の恥骨枝は，閉鎖動脈が閉鎖管に入る手前で恥骨上枝の後側を走行して下腹壁動脈の同名動脈と並行して走り，この際に吻合する．ヘルニア手術の際に誤って切断し大量出血して死亡する危険があることから corona mortis (死冠)と名づけられている(図8)．

3.5 中直腸動脈

必ずしも全例・両側でみられるわけではないが，直腸中部，肛門挙筋，精嚢，前立腺，膣などに分

> **Topics　膀胱癌治療に伴う発疹**
>
> Fujimoto らは，膀胱癌治療の目的でカテーテルを内腸骨動脈に留置した患者に薬剤を投与する際に，前腹壁に発疹がみられた症例について，その原因として薬剤が閉鎖動脈，死冠，下腹壁動脈へと流入したことによるものであることがシンチグラムで証明された1例を報告している[10]．

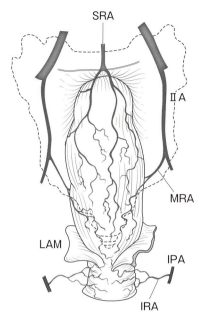

図9 直腸動脈（模式図）

直腸を栄養する動脈として，上部を栄養するのが下腸間膜動脈の終枝である上直腸動脈（SRA），肛門挙筋（LAM）より口側を栄養するのが内腸骨動脈由来の血管である中直腸動脈（MRA），肛門挙筋より肛側を栄養する内陰部動脈（IPA）由来の血管を下直腸動脈（IRA）としている．とはいうものの，血管造影で肛門挙筋の位置はわからない．
ⅡA：内腸骨動脈

（Steward JA, Rankin FW. Blood supply of the large intestine. Arch Surg. 26：843-891, 1933 より）

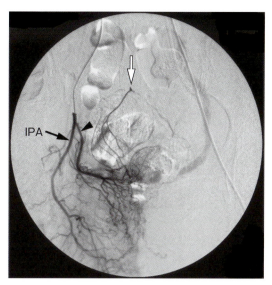

図10 右中直腸動脈造影

血管造影．カテーテル先端は内陰部動脈（IPA）と共通幹をなす右中直腸動脈（矢頭）付近にある．この造影で逆行性に上直腸動脈（矢印）が描出されている．

表3 中直腸動脈の起始

	Bilhim	Didio	塚本
出現頻度（％）	35.9	56.7	—
内陰部動脈（％）	60	40	68.9
下殿動脈（％）	21.3	26.7	13.6
殿陰部動脈幹（％）	16.2	—	—
閉鎖動脈（％）	2.5	—	—
内腸骨動脈（％）	—	16.8	—

布して，上下直腸動脈（図9，10）と吻合し下膀胱動脈とも交通する（図10）[11]．起始は内陰部動脈が最も多く，次いで下殿動脈であった（表3）．中直腸動脈，下直腸動脈の違いは，前者は肛門挙筋の上を通り，後者は主として内陰部動脈から分岐して肛門挙筋の下を通ることである[8]．

3.6 下直腸動脈

起始は，内陰部動脈68.9％，下殿動脈13.6％で太さは平均1.2 mmである．骨盤内壁に沿って腹側下方に進み，内方に向かって肛門挙筋付着上部において数枝に分かれ直腸膨大部左右両側壁の腹側よりに分布する（図9）[1]．

3.7 子宮動脈

起始は，内陰部動脈46.1％，下殿・内陰部動脈幹19.2％，臍動脈起始部26.9％，閉鎖動脈7.6％[1]である．子宮動脈（図11）は子宮広間膜内を内側に向かって走行して子宮外側に達したのちに，上下2本に分かれる．下行枝は頸部・腟枝となる．上行枝は内子宮口付近・子宮卵管角部・両者のほぼ半分くらいの部位に向かって約3本の枝を出し

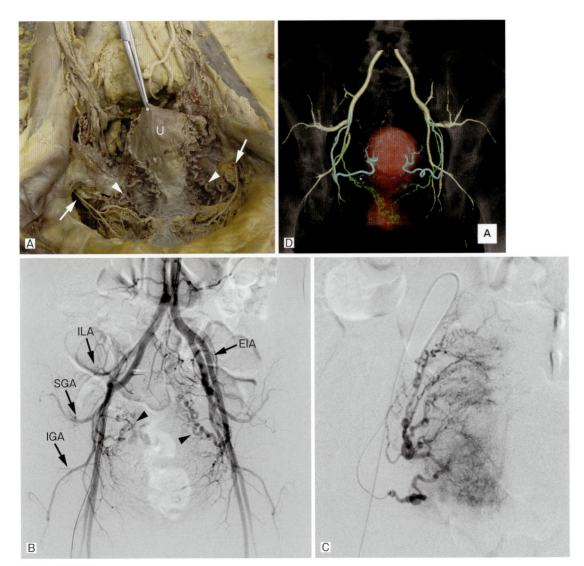

図11 子宮動脈

A：解剖．子宮動脈（矢頭）は，腟から底部にかけて両側にみられる屈曲蛇行した形状が特徴である．子宮動脈の外側を前方に向かって両側の上膀胱動脈（矢印）が走行している．U：子宮

B：骨盤動脈造影（DSA）．子宮動脈（矢頭）はその特徴である屈曲蛇行した形状で同定は容易．上殿・下殿動脈は外腸骨動脈より外方に向かい，閉鎖動脈は閉鎖孔の形に似たような枝が見えるので同定は可能．中直腸動脈と膀胱動脈，前立腺動脈などは選択的に造影してフラットパネル CT を撮影しないと正確な同定は難しい．ILA：腸腰動脈，SGA：上殿動脈，IGA：下殿動脈，EIA：外腸骨動脈

C：選択的右子宮動脈造影．子宮の外側壁に沿って屈曲蛇行した血管が下から上に向かってみられる．子宮の中はさらに細かな蛇行のある血管が認められる．

D：子宮・腟動脈の3D-アンギオグラフィ．子宮を同定して子宮動脈を水色に，腟を同定して腟動脈を緑色に色分けして表示した．

ている．これらから多数の前壁・後壁に向かう枝（弓状動脈）が分かれており，それらが正中で吻合して子宮を取り囲んでいる．子宮筋層内では特徴的な環状構造をした血管（らせん動脈）が多数認められるようになる．子宮卵管角部に向かう枝は子宮底部の血管のほかに卵管・卵巣枝も分岐している．子宮静脈は全体的に綿あめ状とも言える細かな静脈が子宮全体にみられる[12]．

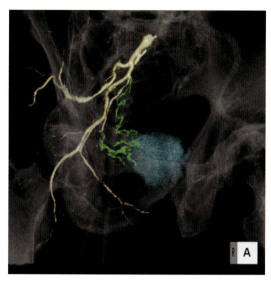

図 12　前立腺動脈

3D-アンギオグラフィ．前立腺を同定してその栄養血管をトレースした．本例では右側には 2 本の前立腺動脈(緑色)が同定できた．

表 4　前立腺・膀胱動脈の起始

	前立腺動脈 Bilhim(2012)	膀胱前立腺動脈 de Assis(2015)	膀胱前立腺動脈 Clegg(1955)	下膀胱動脈 Braithwaite
内陰部動脈	34.1%	31.1%	5.9%	25.7%
殿陰部動脈幹	17.8%	14.7%	52.9%	30.0%
閉鎖動脈	12.6%	18.9%	5.9%	4.3%
下殿動脈	3.7%	0.0%	0.0%	4.3%
上膀胱動脈	20.1%	28.7%	23.5%	32.9%
中直腸動脈	8.4%	0.0%	0.0%	0.0%

　子宮動脈と大動脈から分岐する卵巣動脈の吻合形式について，子宮筋腫を有する症例に関して血管造影所見をもとに Razavi らは次のように分類している[13]．

① Type Ⅰ：卵巣動脈は，子宮動脈が筋腫の栄養動脈を分岐した遠位部で吻合する．ただし子宮動脈造影で卵巣動脈は描出されない(a：13.2%)場合と，描出される(b：8.6%)場合がある．

② Type Ⅱ：子宮動脈とは吻合はあるものの，卵巣動脈は筋腫の主たる栄養動脈となっている(3.9%)．

③ Type Ⅲ：卵巣動脈は子宮動脈と吻合はしているが卵巣枝から血流を受けており，子宮動脈方向への血流はない(6.6%)(残りの 68% では両者の吻合が血管造影上確認できない)．

　きわめて稀に下腹壁動脈から分岐する「子宮円索動脈」から子宮が栄養されることがある[14]．

3.8　前立腺動脈・精囊腺動脈

　Clegg[15]や Flocks[16]による造影剤注入標本による解析のほか，藤井の肉眼解剖の報告などがある．Flocks は 1 本の前立腺動脈があるのではなく複数あるものをまとめて前立腺動脈(図 12)と称するのに対して，Clegg は，通常下膀胱動脈と共通幹をなして前立腺動脈が存在するので，これを prostato-vesical artery(膀胱前立腺動脈)としており[17]，定義が研究者によって異なっている．

　前立腺肥大に対して前立腺動脈塞栓術が行われることもあり，前立腺動脈の起始に関しての血管

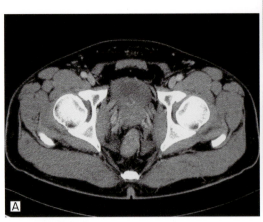
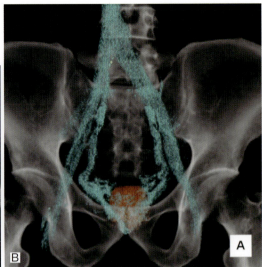

図13 前立腺静脈叢
A：軸位断像．B：3D-アンギオグラフィ．
前立腺周囲に拡張した静脈がCTで確認できるが，前方の膀胱静脈叢と合流しながら内腸骨静脈へと流出する．

造影の報告が多くなっている(表4)．Bilhimらの報告[3]では内陰部動脈や上膀胱動脈から前立腺動脈の分岐が多いようだ．またde Assisら[18]は血管造影所見をもとに5型に分類した．

① Ⅰ型(28.7%)：内腸骨動脈の前部から分岐し上膀胱動脈と共通幹をなしている．
② Ⅱ型(14.7%)：内腸骨動脈の前部から分岐し上膀胱動脈よりも下方で分岐する．
③ Ⅲ型(18.9%)：閉鎖動脈から分岐する．
④ Ⅳ型(31.1%)：内陰部動脈から分岐する．
⑤ Ⅴ型(5.6%)：その他．

3.9 前立腺静脈：サントリーニ静脈叢

前立腺の前面から側面にかけて明瞭な前立腺静脈叢(図13)が形成され，これをサントリーニ静脈叢と呼んでいる[19]．この静脈叢は前立腺底部にて膀胱静脈叢と，後方で直腸静脈叢と吻合し内腸骨静脈に注ぐ．また深陰茎背静脈がこの静脈叢に注いでいる．

3.10 膀胱動脈

上膀胱動脈(図14)は膀胱上部から中部を栄養し，下膀胱動脈は膀胱底部とそれに接する生殖器(男性なら精嚢と前立腺，女性なら腟上部)を栄養する．胎生期に胎児の血液を胎盤側に返血していた臍動脈は生後退化して臍動脈索(図15)となるが，その近位部から尿管枝と上膀胱動脈が分岐する．また，遠位部は生後閉塞し外側臍靱帯になる．上膀胱動脈の本数は，1本(21.4%)，2本(40.0%)，3本(34.3%)，4本(4.3%)であったという[19]．その栄養範囲は最も広く，上前壁に一致する．膀胱精管動脈との吻合は主として後壁で，下膀胱動脈との吻合は下側壁でみられる．膀胱精管動脈は恒常的にみられその起始は臍動脈である．その栄養範囲は三角部を含む後壁半分から1/3である．下膀胱動脈の起始は変異に富んでおり表4を参照のこと．ただし，内陰部動脈・下殿動脈からは60%が分岐していることになる．その栄養範囲は膀胱前壁の下側壁である[20]．

Shehata[21]によれば，尿膜管動脈は上膀胱動脈から分岐する．下腹壁動脈と上膀胱動脈との吻合

3 内腸骨動脈 | 139

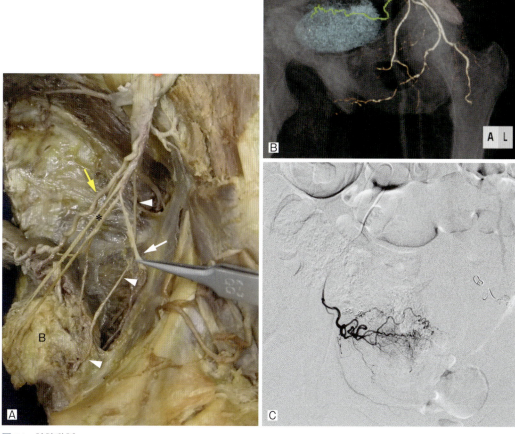

図14 膀胱動脈
A：内腸骨動脈の解剖．臍動脈（白矢印）と共通幹をなすのは「上」膀胱動脈（＊）であり，これとは別に膀胱（B）の下方を栄養する「下」膀胱動脈（矢頭）も認められる．子宮動脈（黄色矢印）がほぼ同じような部位で分岐している．
B：上膀胱動脈の3D-アンギオグラフィ．上膀胱動脈枝が内陰部動脈の起始部から分岐しているのが確認できる
C：膀胱動脈の選択的膀胱動脈造影（DSA）．子宮動脈とは異なり，らせん型の動脈はみられない．フラットパネルCTが使えればカテーテルが挿入された血管の栄養部位が容易に確認できるが，膀胱内にみられる造影剤などから膀胱動脈であることを確認することもできる．

は，膀胱壁を介するのではなく腹膜下でみられるという．中膀胱動脈といえる動脈が臍動脈から確認できるといい，66例132本中99本であり，両側は33例，片側は33例となっている．

3.11 膀胱静脈

膀胱静脈は同名動脈に伴走しない．すなわち臍動脈に伴行する静脈がなく，やや膀胱壁の下面に向かい膀胱頸部・底部に静脈叢を形成する（図16）[22]．

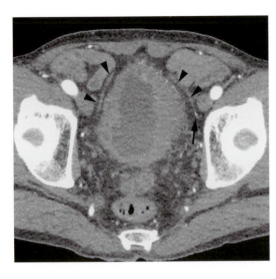

図15 臍動脈
CT 上で閉塞した臍動脈と考えられる索状物(矢頭)が認識できる場合もあり,同部と共通幹をなす上膀胱動脈(矢印)が確認できる.

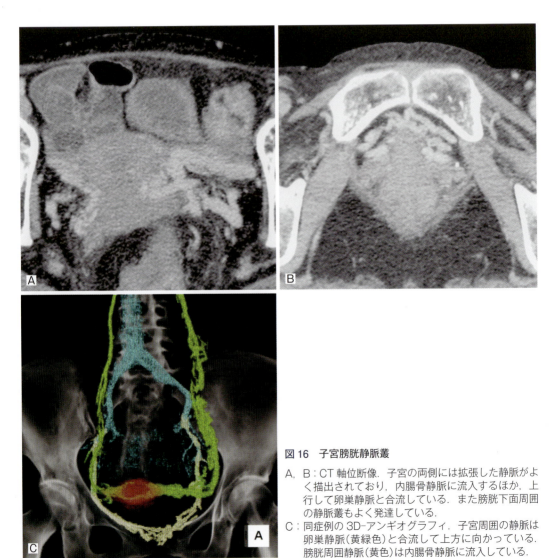

図16 子宮膀胱静脈叢

A, B：CT 軸位断像. 子宮の両側には拡張した静脈がよく描出されており,内腸骨静脈に流入するほか,上行して卵巣静脈と合流している. また膀胱下面周囲の静脈叢もよく発達している.
C：同症例の 3D-アンギオグラフィ. 子宮周囲の静脈は卵巣静脈(黄緑色)と合流して上方に向かっている. 膀胱周囲静脈(黄色)は内腸骨静脈に流入している.

男性では主として前立腺側に存在し，前立腺からは静脈が少ないにもかかわらず前立腺静脈叢として知られている．女性では膀胱静脈叢または膀胱・腟静脈叢となっている．陰部静脈叢は膀胱から静脈を受けているほか，陰茎・陰核深静脈を受けている．これら陰部・前立腺静脈は側方からいくつもの静脈を受け，それ自体が蔓状の形態を示し内腸骨静脈の一部となっている．

3.12 内陰部動脈

下殿動脈とともに梨状筋の下で大坐骨孔から一度骨盤を出るが，すぐに仙棘靱帯を回って小坐骨孔から再び骨盤内に入り，坐骨直腸窩の外側から下直腸動脈（直腸下部から肛門付近）を分岐しつつ前進し，会陰動脈（陰囊や大陰唇などに分布），陰茎または陰核動脈（陰茎陰核深動脈，陰茎陰核背動脈）となる．

[文献]
1) 塚本 登：日本人骨盤内動脈ノ分岐状態ニ就テ．解剖誌 2：839-852, 1928
2) Adachi B. Das Arteriensystem der Japaner. Band 2, pp73, Maruzen. 1928
3) Bilhim T, Pereira JA, Fernandes L, et al. Angiographic anatomy of the male pelvic arteries. AJR 203；W373-382, 2014
4) Braithwaite JL. Variations in origin of the parietal branches of the internal iliac artery. J Anat 86；423-430, 1952
4) van Hooft IM, Zeebregts CJ, van Sterkenburg SM, de Vries WR, Reijnen MM. The persistent sciatic artery. Eur J Vasc Endovasc Surg 37：585-91, 2009
6) Talalwah WA, Soames R. Internal iliac artery classification and its clinical significance. Rev Arg de Anat Clin 6；63-71, 2014
7) Yamaki K, Saga T, Doi Y, et al. A statistical study of the branching of the human internal iliac artery. Kurume Med J. 45：333-340, 1998
8) 佐藤達夫，秋田恵一（編）．日本人のからだ 東京大学出版会．p257, 2000
9) Rusu MC, Cergan R, Dermengiu D, et al. The iliolumbar artery-anatomic considerations and details on the common iliac artery trifurcation. Clin Anat. 23；93-100, 2010
10) Fujimoto H, Naito H, Terauchi M. Skin rash in the hypogastric region during a regional chemotherapy for bladder carcinoma：CT and scintigraphic demonstration of a potential collateral pathway between the internal iliac and inferior epigastric arteries. Eur Radiol 11；1838-1840, 2001
11) Steward JA, Rankin FW. Blood supply of the large intestine. Arch Surg. 26；843-891, 1933
12) 高田道夫，松本和夫，亀森英武．人子宮血管系に関する研究—非妊子宮に於る血管構築について—．臨婦産 28：341-348，1974
13) Razavi MK, Wolanske KA, Hwang GL, et al. Angiographic classification of ovarian artery-to-uterine artery anastomoses：initial observations in uterine fibroid embolization. Radiology 224；707-712, 2002
14) Saraiya PV, Chang TC, Pelage JP, et al. Uterine artery replacement by the round ligament artery：an anatomic variant discovered during uterine artery embolization for leiomyomata. J Vasc Interv Radiol 13；939-941, 2002
15) Clegg EJ. The arterial supply of the human prostate and seminal vesicles. J Anat 89；209-216, 1955
16) Flocks RH. The arterial distribution within the prostate gland：its role in transurethral resection. J Urol 37；524-548, 1937
17) 藤井照弘．前立腺に分布する動脈の形態学的研究．日医大誌 40；132-142, 1973
18) de Assis AM, Moreira AM, de Paula Rodrigues VC, et al. Pelvic Arterial Anatomy Relevant to Prostatic Artery Embolisation and Proposal for Angiographic Classification. Cardiovasc Intervent Radiol 38；855-861, 2015
19) 仲野 智．サントリーニ静脈叢と陰茎海綿体神経の外科解剖．日大医誌 47；149-155, 1988
20) Braithwaite JL. The arterial supply of the male urinary bladder. Br J Urol 24；64-71, 1952
21) Shehata R. The arterial supply of the urinary bladder. Acta Anat 96；128-134, 1976
22) Hollinshead WH. The pelvic portion of the urinary system. Anatomy for surgeon；Vol 2. pp741-793, Hoeber-Haper Book, 1956

索引

欧文

A

aberrant, 肝動脈の分類 24
absence
—— de la bifurcation porte 43
—— of bifurcation of the portal vein 43
—— of extrahepatic left portal vein 43
—— of portal vein bifurcation 43
accessory, 肝動脈の分類 24
Adachi の分類 5, 131
Adamkiewicz 15
AFV(anterior fissure vein) 49
AIPDA(anterior inferior pancreaticoduodenal artery) 69, 73
AMPDV(anterior middle pancreaticoduodenal vein) 80
Anomalien der Vena coronaria ventriculi 116
anterior fissure vein(AFV) 49
anterior inferior pancreaticoduodenal artery(AIPDA) 69, 73
anterior middle pancreaticoduodenal vein(AMPDA) 80
anterior superior adipose capsular branch of kidney 95, 98
anterior superior pancreaticoduodenal artery(ASPDA) 69, 73, 114
anterior superior pancreaticoduodenal vein 80, 118
arc
—— of Barkow 114
—— of Buhler 77

B

ASPDA(anterior superior pancreaticoduodenal artery) 69, 73, 114
ASPDV(anterior superior pancreaticoduodenal vein) 80, 118

balloon-occluded retrograde transvenous obliteration(BRTO) 13
bare area 8
Batson の静脈 21
Budd-Chiari 症候群 62

C

CA 26
Calot の三角 67
Cantlie's line 46
capsula adiposa 97
capsula fibrosa 97
capsular artery 97
capsular branch 97
caput medusae 57
caudal pancreatic artery(CPA) 78
caudal pancreatic vein 81
cavernous transformation 71
CBD 75
celiac artery 26
central anastomotic artery 126
CHA 69
Charnsangavej らの分類 42
Cho の模式図 29
circulus hepato-gastricus 110
circumaortic left renal vein 92
common bile duct 75
congenital absence of the horizontal portion of the left portal vein 43
corona mortis 134
Couinaud の模式図 28

CPA(caudal pancreatic artery) 78
CT during arterial portography (CTAP) 58
cystic A 69

D

dorsal fissure 26
dorsal pancreatic artery(DPA) 73
dorsal pancreatic vein 80
dorso-caudal segment 26
dorso-lateral segment 26
DPA(dorsal pancreatic artery) 73
DV 型, 右葉前区域 33
DVI 型, 右葉前区域 33

E・F

extra-parenchymal vessels 96
extrinsic esophageal vein 60
focal fatty change 58

G

gastro-renal shunt 61
gastrocolic trunk 81, 118
gastrocolic vein 118
gastroduodenal artery(GDA) 69, 73
GDA(gastroduodenal artery) 69, 73
gonadal artery 106
GPA(great pancreatic artery) 78
Graves の腎臓区域図 92
great pancreatic artery(GPA) 78
Griffiths'point 126
groove 73

H

Hamilton の模式図 19
Healey の模式図 28
Henle の静脈幹 118
Hjortsjo の模式図 28

I

IMV 80
inferior messenteric vein 80
inferior pancreatic artery(IPA) 75
inferior pancreatic vein(IPV) 80, 81
inferior pancreaticoduodenal artery
　(IPDA) 75
inferior veins of sappey 57
interlobular artery 97
intermediate segment 26
intrinsic esophageal vein 60
IPA(inferior pancreatic artery) 75
IPDA(inferior pancreaticoduodenal
　artery) 75
IPDV 81, 118
IPV(inferior pancreatic vein) 80, 81
isolated artery 98

K・L

Kogure の模式図 29
lateral interbody fusion(LIF) 15
Leewen の模式図 29
left fissure 26
left gastric artery(LGA) 26
left hepatic artery(LHA) 24, 69
left pancreatic vein(LPV) 80, 81
left segment fissure 26
LGA(left gastric artery) 26
LHA(left hepatic artery) 24, 69
LIF(lateral interbody fusion) 15
liver hot spot 55
lobar fissure 26
lower PSPDV 80
LPV(left pancreatic vein) 80, 81

M

main boundary fissure(MBF) 26
MALC(median arcuate ligament
　compression) 81
marginal artery 120
May-Turner 症候群 12
MBF(main boundary fissure) 26
MCA の本数 6
meandering mesentery artery 126
median arcuate ligament compression
　(MALC) 81
metaphyseal anastomosis 15
metaphyseal artery 15

MHA(middle hepatic artery) 24
Michels の分類 24
middle hepatic artery(MHA) 24
most dangerous Type 43

N

non-parenchymal renal artery
　(NPRA) 96
nutcracker 108

P

pancreatic cervical vein 81
perforating artery 98
peripheral anastomotic artery 126
peripheral artery 15
perirenal fat arteries 98
perirenal fat veins 98
perirenal space 97
PIPDA(posterior inferior
　pancreaticoduodenal artery)
　　　　　　　　　　　69, 73
PIPDV(posterior inferior
　pancreaticoduodenal vein) 80
PMPDV(posterior middle
　pancreaticoduodenal vein) 80
porto-systemic shunt 20, 108, 116
post-central anastomosis 15
posterior inferior
　pancreaticoduodenal artery
　(PIPDA) 69, 73
posterior inferior
　pancreaticoduodenal vein(PIPDV)
　　　　　　　　　　　　80
posterior middle pancreaticoduodenal
　vein(PMPDV) 80
posterior superior
　pancreaticoduodenal artery
　(PSPDA) 70, 73, 114, 119
posterior superior
　pancreaticoduodenal vein(PSPDV)
　　　　　　　　　　　　80
postpancreatic arcade 73
PPA(primary periosteal artery) 15
pre aortic limb 92
pre duodenal portal vein 52
precostal anastomosis 15
prepancreatic arcade 73, 75
primary periosteal artery(PPA) 15
prostato-vesical artery 137

PSPDA(posterior superior
　pancreaticoduodenal artery)
　　　　　　　　70, 73, 114, 119
PSPDV(posterior superior
　pancreaticoduodenal vein) 80

R

RCA
　── の起始 6
　── の本数 6
replaced，肝動脈の分類 24
retro-aortic left renal vein 92
retro-aortic limb 92
retroduodenal artery 73, 119
retroportal artery 69
retrovenous pancreatic vein 81
Rex の肝臓の血管図 29
RGA 69
RGEA 73
RHA(right hepatic artery) 24, 70
right hepatic artery(RHA) 24, 70
right segmental fissure 26
Riolan の動脈弓 126

S

S状結腸間膜 14
S状結腸動脈 5, **124**
S状結腸捻転 127
second PSPDV 80
SMA(superior mesenteric artery)
　　　　　　　　　　　26, 73
SpA(splenic artery) 84
SPDA(superior pancreaticoduodenal
　artery) 75
splenic artery(SpA) 84
splenic vein(SpV) 80, 85
spleno-renal shunt 62
SpV(splenic vein) 80, 85
sub cardinal vein 89
superior and inferior isthmic veins
　　　　　　　　　　　　81
superior mesenteric artery(SMA)
　　　　　　　　　　　26, 73
superior pancreatic artery 75
superior pancreaticoduodenal artery
　(SPDA) 75
superior veins of sappey 54
supra cardinal vein 89
supraduodenal artery 118

和文索引　145

Suprauodenal A　69
SVC 症候群　55

T

TASC Ⅱ分類　16
terminal artery　120
the gonadal-renal capsular artery
　　　　　　　　　　　98
the isthmic veins　81
the renal capsular artery　98
three vascular plane　2
Treitz 靱帯　125
truncus coeliaco-mesentericus　4
tunica muscularis　97

U・V

umbilical fissure vein　49
vasa recta　73
veins of Retzius　62
ventral fissure　26
ventro-cranial segment　26
ventro-lateral segment　26

W・Y

Woodburn の図　73
Yamaki 分類，内腸骨動脈　135

和文

い

胃冠状静脈　115
胃結腸静脈幹　54
胃十二指腸動脈　69, 73, **114**
胃静脈　114
胃静脈・左腎静脈交通路　61
胃静脈瘤　17, 61, 114
胃腎シャント　61
胃膵ヒダ　110
胃動脈　110
陰核動脈　132, 141
陰茎陰核深動脈　141
陰茎陰核背動脈　141
陰茎動脈　132
陰茎背静脈　21
陰部静脈叢　141

う

右胃静脈　117
右胃静脈異所性還流異常　117
右胃大網静脈　117
右胃大網動脈　73, 75, 84, **114**
右胃動脈　42, 69, **111**
　―― の起始　113
右胃動脈塞栓術　111
右肝円索　46
右肝静脈　46
　―― の分類　47
右肝動脈　24, 70
右結腸静脈　124
右結腸動脈　4, **122**
　―― の起始　122
右三角靱帯　60
右腎静脈　92
右腎動脈　89
右腎動脈高位分岐　91
右性腺静脈　106
右副腎静脈　60, 101
右葉後区域における門脈と動脈　35
右葉前区域における門脈と動脈　32
右葉門脈枝　30

え

会陰動脈　132, 141
栄養孔　15
遠肝性血流　117

お

横隔膜右脚　2
横隔膜左脚　2
横隔膜線維野　62
横隔膜大動脈裂孔　2
横隔膜中心腱　8
横行結腸　4, 114, 122
横行結腸静脈　125
横行膵動脈　75

か

下横隔静脈　17
　―― を介した静脈吻合路　62
下横隔動脈　2, **8**, 13, 95
　―― の起始部　8
下鎌状靱帯静脈　55
下鎌状靱帯動脈　41

下終動脈　110
下膵十二指腸静脈　81
下膵十二指腸動脈　4, 75
下膵静脈　80, 81
下膵動脈　75
下大静脈　2, **16**
　―― の発生　18
下大静脈裂孔　8
下腸間膜静脈　**54**, 80, 125
下腸間膜動脈　2, **4**
　―― の高さ　6
下直腸動脈　129, 132, **135**
下殿動脈　129, **132**, 135
下副腎動脈　100
下腹壁動脈　129
下膀胱動脈　95, 135, 138
過剰腎動脈　89
回結腸静脈　124
回結腸動脈　120, **121**
回腸静脈　124
回盲動脈　4
外側胸静脈　57
外側枝，下大静脈　17
外側仙骨静脈　20
外側仙骨動脈　129
外腸骨静脈　57
外腸骨動脈の分枝　129
外閉鎖筋　134
鎌状靱帯　26, **38**
肝胃間膜　42, 60
肝胃間膜(小網)上縁　116
肝右葉　24
肝外吻合　37
肝外門脈側副路　54
肝鎌状靱帯　54
肝鎌状靱帯動脈　41
肝癌取扱い規約　29
肝区域分類　26
肝硬変　57
肝左葉外側区　24
肝左葉内側区　24
肝左葉における門脈と動脈　35
肝十二指腸間膜　42, 60, 117
肝静脈　46
肝静脈吻合　49
肝性脳症　62, 108
肝臓の被膜血管　42
肝動脈　24
　―― の分岐形式・分類　24

肝動脈間吻合　37
肝動脈閉塞時の側副路　42
肝内静脈吻合　49
肝内動脈枝　30
肝内門脈　42
肝内門脈枝　42
肝部下大静脈狭窄　62
肝部下大静脈欠損・下大静脈奇静脈吻
　合　19
冠状靱帯　41, 58
寛骨臼枝　134

き

奇静脈　2, 19
弓状動脈　136
求肝性血流　117
胸管　2
胸大動脈　2
胸腹部の交通路　13
筋横隔静脈　62
筋横隔動脈　8
筋質膜　97

く

空腸枝　120
空腸静脈　124

け

経動脈性門脈CT　58
結腸間膜ヒモ　120
結腸動脈の吻合　120
結腸捻転　127

こ

固有食道静脈　60
固有背筋　12
後胃静脈　85, 117
後胃動脈　84, 85, 110
後下膵十二指腸静脈　80
後下膵十二指腸動脈　70, 73
後下大静脈尿管　19
後区域門脈枝2分岐・動脈2分岐型，
　右葉後区域　35
後区域門脈枝多分岐・動脈2分岐型，
　右葉後区域　35
後区域門脈枝多分岐・動脈多分岐型，
　右葉後区域　35
後主静脈　18
後上膵十二指腸静脈　80

後上膵十二指腸動脈　70, 73, 114
後大網枝　78
後盲腸動脈　121
骨盤　129
骨盤動脈　130

さ

サントリーニ静脈叢　138
左胃静脈　115
左胃静脈・下横隔静脈吻合　62
左胃大網静脈　85, 118
左胃大網動脈　84, 110, 114
左胃動脈　3, 24, 110, 111
左肝円索　46
左肝静脈　46
左肝動脈　24, 69, 110
左肝動脈単独分岐型，肝左葉　36
左肝動脈分岐型，肝左葉　36
左結腸静脈　125
左結腸動脈　5, 122
左交感神経幹　2
左三角靱帯　58
左心膜横隔静脈　58
左腎静脈　91, 101
左腎動脈　89
左性腺静脈　106
左側下大静脈　19
左側胆嚢　46
左副腎静脈　92, 101
左副腎中心静脈　101
左腹腔神経節　2
左右横隔膜脚　2
左右下横隔静脈　62
左右下横隔動静脈　54
左右総腸骨動脈　2
左右内胸動静脈　54
坐骨神経伴行動脈　132
坐骨神経麻痺　132
坐骨動脈遺残　131
臍動脈　131
臍動脈索　138

し

子宮円索動脈　129, 137
子宮筋腫　108
子宮静脈　136
子宮動脈　135
死冠　134
脂肪被膜　97

主下静脈　18, 89
主上静脈　18, 89
終動脈　120
十二指腸空腸曲　54
十二指腸静脈　120
十二指腸動脈　118
小腸　120
小腸静脈　120, 124
小腸動脈　4, 120
小網　42, 60
消化管　110
上右結腸静脈　125
上下直腸動脈　135
上下腹壁動脈　3
上下膀胱動脈　129
上鎌状靱帯静脈　54
上鎌状靱帯動脈　38
上下2分型，右葉前区域　34
上行結腸肝彎曲　4
上行腰静脈　17, 19
上左結腸動脈　122
上終動脈　110
上十二指腸動脈　42, 69
上膵十二指腸動脈　75
上大静脈症候群　57
上腸間膜静脈　53, 125
上腸間膜動脈　2, 3, 4, 24, 73, 120
　── の高さ　6
上直腸動脈　5, 124
上殿動脈　129, 132
上部尿管枝　89
上副腎動脈　100
上膀胱動脈　129, 138
食道静脈　62
食道静脈瘤　60
食道裂孔　8
心膜横隔静脈　62
心膜横隔静動脈　13
心膜横隔動脈　8, 13
深陰茎背静脈　138
深腸骨回旋動脈　129, 134
腎盂静脈　95
腎盂動脈　95
腎盂尿管狭窄　91
腎周囲腔　97
腎周囲腔（脂肪）静脈　98
腎周囲腔（脂肪）動脈　98
腎周囲脂肪枝　89
腎静脈　91

腎静脈輪　92
腎臓　89
腎動静脈の位置関係　89
腎動脈　2, **89**
　──の起始部　89
腎動脈狭窄の血管造影像　96
腎動脈区分　91
腎内枝　91
腎被膜静脈　62, 95, 98
腎被膜動脈　95

す

膵炎, 側副路　86
膵癌, 側副路　86
膵十二指腸静脈　54, 118
膵静脈　80
膵臓　73
膵体尾部
　──, 膵動脈　81
　──の SpV 閉塞　86
膵体尾部膵動脈　75
膵頭部
　──, 膵動脈　73, 80
　──での SMV 閉塞　86
膵動脈　73
　──の模式図　75
膵尾動脈　78, 84

せ

正中弓状靱帯圧迫　81
正中仙骨動脈　2, 12
性腺静脈　19, 91, 92, **106**
性腺動脈　2, 95, **103**
性腺動脈同定法, CT での　106
性腺動脈分岐形式　106
精巣挙筋動脈　129
精巣静脈瘤　108
精巣動静脈　12
精巣動脈　2, **103**
精嚢腺動脈　137
浅腹壁静脈　57
線維被膜　97
前下膵十二指腸動脈　69, 73
前区域門脈枝　29
前十二指腸門脈　54
前上脂肪被膜枝　98
前上膵十二指腸静脈　80, 118
前上膵十二指腸動脈　69, 73, 114
前盲腸動脈　121

前立腺静脈　138
前立腺動脈　137
　──の起始　137
前立腺動脈塞栓術　137
前立腺肥大　137

そ

総・外腸骨動脈閉塞時の側副路　14
総肝動脈　3, 24, 69
総胆管　**67**, 75
総胆管静脈　71
総胆管動脈　42, **70**
総腸骨静脈　16, 92
総腸骨動脈　12
臓側枝
　──, 下大静脈　17
　──, 腹部大動脈　3
外腹壁動脈　129

た

多分岐型, 右葉前区域　34
対側内腸骨静脈合流　18
大坐骨孔　132
大膵動脈　78, 84
大腿筋　132
大腸　120
大殿筋　132
大動脈後性左腎静脈　92
大動脈腸骨動脈病変　16
大動脈分枝の分類　3
大内転筋　134
第 1 回腸動脈　120
第 1 空腸枝　81, 120
第 1 空腸静脈　54
第 2 回腸動脈　120
胆管周囲静脈　71
胆嚢　67
胆嚢癌肝転移　67
胆嚢静脈　67
胆嚢動脈　**67**, 69
　──の TAE　67
短胃静脈　85, **114**
短胃動脈　84, **110**

ち

恥骨筋　134
置換後区域動脈型, 右葉門脈枝　31
置換前区域動脈型, 右葉門脈枝　31
中・左肝動脈独立分岐型, 肝左葉　36

中肝静脈　46
中肝動脈　24
中肝動脈単独分岐型, 肝左葉　37
中結腸静脈　54, 118, 124
中結腸動脈　4, **122**
中直腸動脈　131, **135**
　──の起始　135
中副腎動脈　95, **100**
中膀胱動脈　139
虫垂動脈　121
長内転筋　134
重複下大静脈　19
重複内腸骨静脈　18
腸骨枝　134
腸骨静脈　18
腸腰動脈　2, 129, **134**
直動脈　73

つ

椎骨周囲静脈叢　21
椎骨静脈　20, **65**
椎体前面　2
椎体内外静脈叢　21
椎体内静脈叢　20
椎体の動脈　15

と

同名異動脈　119
同名静脈　8
同名動脈　53

な

内陰部動脈　129, 132, 135, **141**
内胸静脈　57, **62**
内胸動脈　3
内精系動脈　106
内腸骨静脈　20, 138
内腸骨動脈　2, **129**, 134
　──の Adachi 分類　131
内腸骨動脈塞栓術　132
内腹斜筋　12
内閉鎖筋　134

に

乳び槽　2
尿管静脈　92, 95
尿管動脈　95
尿膜管動脈　138

は

バルーン閉塞下動注療法　71
背・腹側幹＋下枝型，右葉前区域　33
背・腹側幹型，右葉前区域　33
背膵動脈　73
　──　の起始部　77
背膵動脈動脈瘤　78
背側膵動脈　84
半奇静脈　19

ひ

泌尿生殖器　2
被膜動脈　97
脾下極枝　114
脾上極枝　85
脾上極動脈　110
脾静脈　52, 80, 81, **85**
脾静脈・左腎静脈交通路　62
脾腎シャント　62
脾腎静脈シャント　95
脾臓　84
脾動脈　3, **84**, 110
脾動脈下枝　114
尾状葉枝　37
左下横隔静脈　17, 58, 62, 92, 101
左下横隔動脈　8
左総腸骨静脈叢　18
左総腸骨動脈　14

ふ

副右胃静脈　117
副後区域動脈型，右葉門脈枝　31
副左胃静脈　115
副左胃動脈　8, 42, 111
副左肝動脈　8, 42, 116
副腎　100
副腎枝　89
副腎静脈　101
副腎中心静脈　101

副腎動脈　2, **100**
　──　の起始部　100
副前区域動脈型，右葉門脈枝　31
副中結腸動脈　122
副半奇静脈　19
副脾　84
副左下横隔動脈　42
副閉鎖動脈　131
腹腔動脈　2, 26, 73
　──　の高さ　3
　──　の長さ　4
腹腔動脈分枝　3
腹大動脈　2
腹部大動脈　2
腹膜下脂肪層　57
腹膜前脂肪内動脈　41

へ

閉鎖動脈　134
　──　の起始　134
閉塞時の側副路，下大静脈　20
壁側枝，下大静脈　17
辺縁動脈　120
変異左下横隔動脈　8

ほ

傍肝吻合　37
傍臍静脈　55
傍食道静脈　60
傍食道静脈瘤　60
膀胱癌治療に伴う発疹　134
膀胱静脈　139
膀胱静脈叢　138
膀胱精管動脈　138
膀胱前立腺動脈　137
膀胱動脈　138
　──　の起始　137

ま

慢性膵炎　78

　──, 側副路　86

み

右下横隔静脈　8, 17, 60
右総腸骨動脈　16

も

門脈　**30, 52**
門脈圧亢進症　57
門脈血栓症　67
門脈左枝欠損　43
門脈体循環シャント　55, 116
門脈大循環吻合　60
門脈本幹　52

ゆ

幽門上静脈　117
幽門静脈　117

よ

葉間静脈　95
葉内動脈　97
腰奇静脈　19
腰静脈　2, 17
腰動脈　2, **10**, 15
腰方形筋　12

ら

らせん動脈　136
卵巣静脈　108
卵巣静脈うっ滞症候群　108
卵巣静脈内腫瘍塞栓　108
卵巣動静脈　12
卵巣動脈　2, **103**, 137

り・ろ

梨状筋上孔　132
肋間静脈　58, 60, **62**
肋間動脈　2, 8

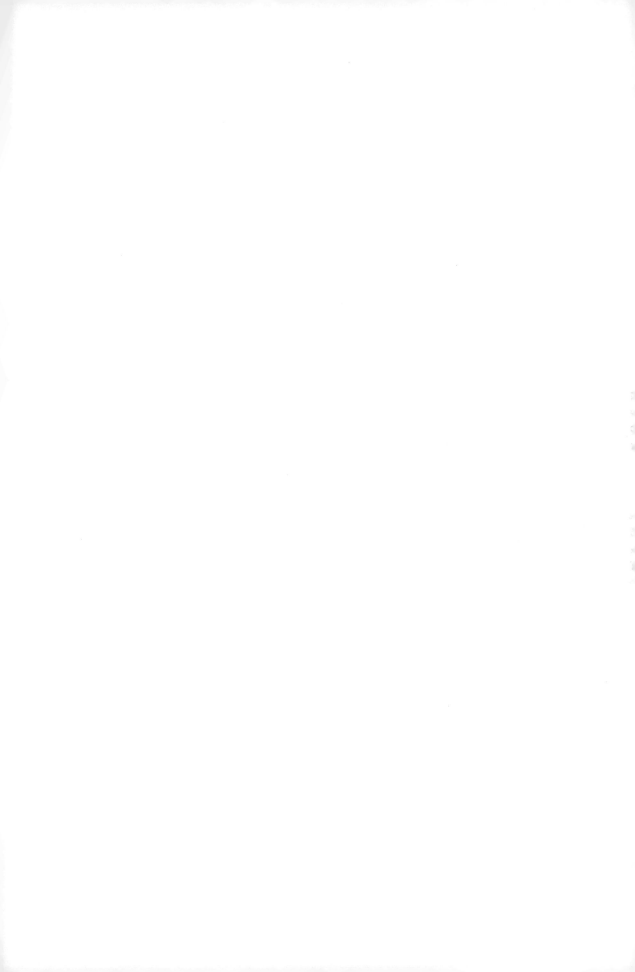